TRAITÉ

D'OBSERVATIONS

RELATIVES

AUX MALADIES DES YEUX, DES OREILLES,

TELLES QUE

IRITIS, RÉTINITES, OPHTHALMIES SCROPHULEUSES, RHUMATISMALES,
DARTREUSES, GOUTTEUSES, SECRÈTES OU CONTAGIEUSES,
CATARACTES NON MURES GUÉRIES SANS OPÉRER, CATARACTES
MURES OPÉRÉES, AMBLYOPIES AMAUROTIQUES, AMAUROSES,
ÉPIPHORA OU LARMOIEMENT CONTINUEL, TUMEURS,
FISTULES, PUPILLES, STAPHYLOMES DE L'IRIS (HERNIES, PROLAPSUS),
ETC. ; MALADIES DE L'OREILLE, SURDITÉ, POLYPES,
BOURDONNEMENTS, SUPPURATION OU OTORRHÉE CHRONIQUE, ETC.

Faits destinés aux Gens du Monde,

ET RECUEILLIS DANS SA CLIENTÈLE

Par M. A. MONTEE,

Docteur en médecine de la Faculté de Paris, médecin-oculiste, professeur de
médecine ophthalmologique, attaché à plusieurs Sociétés philanthropiques
et diverses pensions de la capitale, membre résidant et correspondant
d'Académies et Sociétés savantes, auteur d'un opuscule sur quelques
ophthalmies considérées comme contagieuses, ancien collaborateur du *Journal d'ophthalmobiotique*, etc., etc.

DEUXIÈME ÉDITION.

Prix : 2 Francs.

La spécialité chirurgicale constitue l'art.
DELPECH.

A PARIS.   Chez l'AUTEUR, rue Neuve-St.-Roch, 29 (quartier des Tuileries).
—   Chez MARTINON, Libraire, rue du Coq-Saint-Honoré, 4.
—   Chez CAM, opticien, boulevart des Italiens, 29.

TRAITÉ
D'OBSERVATIONS

RELATIVES AUX YEUX, AUX OREILLES

(MALADIES AIGUES OU CHRONIQUES).

TRAITÉ

D'OBSERVATIONS

RELATIVES

AUX MALADIES DES YEUX, DES OREILLES,

TELLES QUE

IRITIS, RÉTINITES, OPHTHALMIES SCROPHULEUSES, RHUMATISMALES, DARTREUSES, GOUTTEUSES, SECRÈTES OU CONTAGIEUSES, CATARACTES NON MURES GUÉRIES SANS OPÉRER, CATARACTES MURES OPÉRÉES, AMBLYOPIES AMAUROTIQUES, AMAUROSES, ÉPIPHORA OU LARMOIEMENT CONTINUEL, TUMEURS, FISTULES, PUPILLES, STAPHYLOMES (HERNIES PROLAPSUS), DE L'IRIS, ETC. ; MALADIES DE L'OREILLE, SURDITÉ, POLYPES, BOURDONNEMENTS, SUPPURATION OU OTORRHÉE CHRONIQUE, ETC.

Faits destinés aux Gens du Monde,

ET RECUEILLIS DANS SA CLIENTÈLE

Par M. A. MONTÉE,

Docteur en médecine de la Faculté de Paris, médecin-oculiste, professeur de médecine ophthalmologique, attaché à plusieurs Sociétés philanthropiques et diverses pensions de la capitale, membre résidant et correspondant d'Académies et Sociétés savantes, auteur d'un opuscule sur quelques ophthalmies considérées comme contagieuses, ancien collaborateur du *Journal d'ophthalmobiotique*, etc., etc.

DEUXIÈME ÉDITION.

Prix : 2 Francs.

> La spécialité chirurgicale constitue l'art.
> DELPECH.

A PARIS.	Chez l'AUTEUR, rue Neuve-St.-Roch, 29 (quartier des Tuileries).
—	Chez MARTINON, Libraire, rue du Coq-Saint-Honoré, 4.
—	Chez CAM, opticien, boulevart des Italiens, 29.

1850

Quelques lignes au Lecteur.

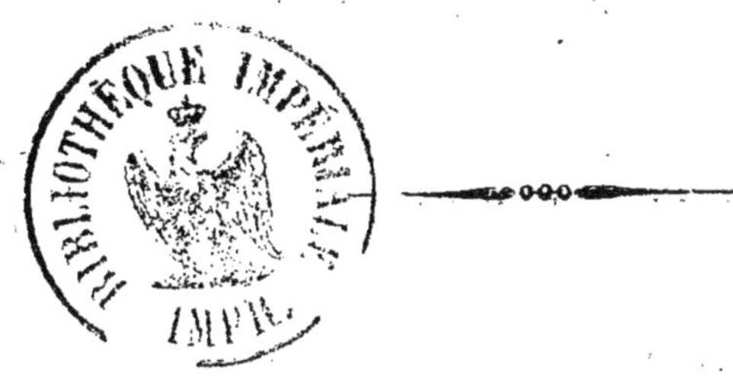

Nous trouvant dans un moment où tout ouvrage sé-
rieux, ou qui ne s'en approche même point, est rempli
de plusieurs pages pour indiquer et son avantage et
son but, j'ai cru ne point devoir suivre la marche
d'une longue Préface, me bornant simplement aux
faits, exposés d'une manière claire, précise et positive:
car, que demande l'infortuné perdant la vue, ou qui
déjà l'a perdue? Que des observations lui soient citées;
que celles-ci lui reproduisent les phénomènes par où
il a passé, ou ceux dans lesquels il se trouve; qu'un
cachet d'authenticité de guérisons, dégagé de tout
charlatanisme, s'y trouve apposé, et il se rendra à cette
évidence, en envoyant des actions de grâces vers le
ciel, le remerciant de mettre à sa portée celui qui peut
lui être d'une utilité si incontestable; car (*qui visum*

dat, vitam dat), peu lui importe nos livres, nos discussions scientifiques et en termes techniques, qu'il ne comprend pas, il ne demande que son rétablissement, s'occupant peu par quelle méthode, quel procédé, quel traitement ; tout ce qu'il sollicite à chaque instant se résume en ces simples mots : *Cura me !* (guéris-moi !)

Nous aurions pu aussi profiter de ces quelques lignes pour disserter longuement, et dire leur fait à certains confrères de la capitale, bien haut placés, et qui préfèrent la généralité chirurgicale à la spécialité, écrivant ou faisant écrire souvent pour eux, dans les journaux de médecine, contre les spécialistes en chirurgie ophthalmique. De bonne foi, en raisonnant un peu, il est cependant difficile d'admettre que, quand la nécessité se présente chaque jour de pratiquer des opérations où il faut déployer souvent une grande force, se servir d'instruments peu légers, peu délicats, pour des cures bien essentielles à obtenir, il est vrai, mais où il se trouve à tailler, soit en plus, soit en moins, ces honorables confrères, quoiqu'ils en pensent, après une manœuvre souvent pénible et fatigante, puissent venir ensuite, peu de jours ou même peu de temps après, employer les instruments les plus effilés pour s'exercer sur l'œil, organe excessivement minutieux, qui offre un si petit espace pour ne point le blesser, et dont une main sûre, ni lourde, ni vacillante, ne doit approcher. Nous pouvons donc ici, sans mettre au jour une liste de plus de trois cents observations recueillies depuis quinze ans en France, portant les noms et adresses de personnes cataractées et opérées, lesquelles prouvent les insuccès dûs à nos célébrités, faisant tout sans exception, leur rappeler cet axiome, qu'en fait de procédés opératoires :

Qui trop embrasse, mal étreint.

Il y aurait absurdité à prétendre que le médecin-oculiste n'obtient toujours que des résultats favorables; mais il est évident que les non-réussites sont bien peu nombreuses, chose très rationnelle à concevoir, puisqu'il fait presque chaque jour le même travail. Nous pourrions, confiant au public pour juge, ayant en main la liste que j'ai si difficilement acquise, par des recherches soutenues et constantes, laquelle est relative aux accidents fâcheux dont je viens de parler ci-dessus, défier les adversaires des spécialités d'opposer aux hommes s'occupant exclusivement de cette branche de l'art de guérir, et sur le même nombre donné de trois cents opérés de la cataracte, la dixième partie de ce qu'ils appellent si pittoresquement et en plaisantant, *un petit malheur*, mais, disent-ils, qui ne peut leur nuire, car, se prétendant colosses infaillibles, leur réputation leur semble trop bien établie pour subir aucune atteinte de ce qui leur paraît un très léger échec. Cependant, il y a à faire attention, car le bon sens juste et droit de bien des personnes se met de la partie, et l'échafaudage **de renom** d'opérateur habile tombe bien vite, quand

l'on ne vient plus que rarement à présenter des faits
de succès ; le client, lui, ne peut que difficilement
prendre patience sur ce que l'on a nommé *un petit
malheur*, car il ne lui reste plus que le regret de s'être
attaché plus à un nom qu'à la réalité, en ne se livrant
point à un modeste spécialiste.

Cui fidas vide.

TRAITÉ
D'OBSERVATIONS.

PREMIÈRE OBSERVATION.

ÉPIPHORA OU LARMOIEMENT CONTINUEL A UN ŒIL, FISTULE A L'AUTRE.

M. Valée, officier au 43ᵉ régiment de ligne, se présenta à mon observation, à Paris, le 7 juin 1835, portant depuis quinze ans un épiphora (larmoiement continuel) à l'œil gauche qui, sans le faire souffrir, le gênait cependant considérablement, toujours obligé de porter son mouchoir à l'œil malade afin de ramasser chaque fois une quantité plus ou moins grande de larmes, qui affluaient dans le sac lacrymal et sous la paupière inférieure, laquelle ne pouvait être absorbée par les points lacrymaux, ni transportée par le canal lacrymal dans le sac, les fonctions de ce canal se faisant mal à cause du boursoufflement de la muqueuse; ces larmes venaient alors glissant le long du nez sur la joue jeter cette personne dans une position désagréable, étant surtout grand amateur de flûte et ne pouvant continuer à jouer de son instrument qu'en laissant couler sur le visage cette sécrétion si incommode.

Ce Monsieur, jouissant du reste d'une bonne santé, se soumit à mon traitement, ce qui ne l'empêchait nullement de vaquer à ses affaires et de faire un service assez pénible en garnison à Paris : seulement il venait chez moi quelques instants chaque jour; rien de remarquable n'eut lieu dans les trois à quatre premières séances, mais à la cinquième et à la sixième, le malade me dit remarquer, malgré le temps froid et venteux depuis deux jours, qu'il n'avait point été forcé de se servir autant de son mouchoir, et avait senti un peu d'humidité la veille dans la narine, ce à quoi il n'était plus habitué depuis fort longtemps.

Je considérai ces phénomènes comme avantageux, et ce fut avec juste raison, car malgré un léger gonflement qui survint à la paupière inférieure et nous retarda de trois à quatre jours, cet officier put cesser au bout de quinze séances de venir me voir tous les jours, se sentant la fosse nasale très-mouillée, et à peine une larme par jour. Je ne le revis plus que quatre fois dans l'espace de douze jours, et il me quitta alors, me témoignant tout son contentement de pouvoir se trouver jour et nuit, par les plus mauvais temps, exposé à l'air, sans ressentir même le plus léger suintement.

Il est à noter aussi que l'œil droit était atteint d'une fistule lacrymale datant de deux années, que, d'après mes observations et les ouvrages de Demours, je traitai simultanément sans opérer, et que la guérison fut complète en même temps que celle de l'épiphora.

Ce militaire est resté encore longtemps en garnison à Paris, parfaitement guéri, car il ne revint plus.

2ᵉ OBSERVATION.

ÉPIPHORA.

M. F..., magistrat, habitant une ville de l'Ouest, se présenta chez moi portant un larmoiement continuel qui le gênait beaucoup ; déjà plusieurs médecins-oculistes aussi de Paris l'avaient vu, et enfin un en dernier lieu qui, ne se servant point seulement de collyres, ni pommades, jugea une obstruction dans le canal lacrymal, y injecta à plusieurs reprises une certaine quantité d'eau, en se servant de la seringue d'Anel ; ce qui eût été un bon moyen s'il eût employé, au préalable, le stylet de Méjean, ce qu'il ne fit point, ne s'apercevant pas qu'il y avait reflux continuel de cette eau par le même point lacrymal, laquelle se rendait jusqu'à une certaine distance dans le canal proche du sac et refluait ensuite ; je sondai d'abord, ce qui se fit sans presque la plus légère douleur, mais je fus arrêté par une union de la muqueuse qui avait lieu non loin du sac. Je ne désespérai pas de vaincre cette résistance par de légères préparations liquides que j'introduisis ensuite dans le canal, je finis par habituer le malade à supporter la sonde parfaitement sur l'obstacle, et par un cathétérisme forcé de plus en plus chaque jour, je parvins avec beaucoup de difficulté à arriver dans le sac lacrymal et à sonder le canal nasal lui-même ; alors il n'y eut plus de doute pour moi que la guérison serait radicale.

Nous en vînmes à des sondes de plus en plus grosses chaque jour, et les injections préparées à cet effet retombèrent aussitôt après dans le nez et l'arrière-gorge. Il est des exemples où le point lacrymal supérieur seul a pu suppléer à l'inférieur, chez ce malade son office se faisait bien un peu supérieurement, de manière à ce qu'il y eut une nuance d'humidité dans la narine, mais la glande lacrymale sécrétant en trop grande quantité, il y avait toujours surabondance du fluide lacrymal, qui ne pouvait être absorbé inférieurement, et de là écoulement continuel sur la joue de ce côté.

Nous éloignâmes de plus en plus alors les séances, jusqu'à ce qu'enfin le malade guéri, me témoigna tout-à-fait ses remerciements, retournant reprendre ses fonctions avec grande joie.

3ᵉ OBSERVATION.

OPHTHALMIE DARTREUSE ET CHOROÏDITE.

M. Boulanger, à Gisors, me fit présenter par son épouse, le 8 septembre 1838, sa fille âgée de onze ans. Cette jeune personne était atteinte d'une choroïdite qui la forçait à se cacher les yeux lorsqu'elle voyait apparaître le soleil, ou les moindres rayons d'une bougie ou du feu ; cette affection durait depuis longtemps, et avait coïncidé avec un état de développement des ganglions lymphatiques du cou et des aisselles, de dartres farineuses, ou d'autres fois même suppurantes qui apparaissaient sur les paupières et aux sourcils. Déjà plusieurs moyens avaient été tentés avec peu de succès ; une inflammation de la cornée avait aussi eu lieu à l'œil gauche et quoique combattue rationnellement d'après ce que j'appris, des dépôts de lymphe plastique s'étaient formés entre ses lames, ce qui constituait des taies sur cet œil, lesquelles par leur présence empêchaient quand l'obscurité arrivait le soir, moment où elle ouvrait les yeux, de pouvoir à peine distinguer de cet œil des lettres assez grandes ; le quatrième jour d'un traitement tant interne qu'externe, la jeune personne s'aperçut avec grand plaisir qu'elle supportait le soleil et la chandelle, sans presque clignoter les yeux et sans éprouver l'horreur du jour qu'elle disait percevoir avant, les taies de l'œil étaient moins larges ; nous continuâmes le traitement et n'eûmes qu'à nous en louer, car elle reprit dix jours après les travaux de son âge, supportant très-bien l'influence de la lumière et ayant obtenu la disparition des taies, ce qui me fut confirmé de nouveau par les parents que je revis en 1842 ; je pourrais citer ici un fait exactement semblable et aussi beau qui eut lieu sur la demoiselle de madame Legigant, maîtresse d'hôtel à Saint-Lô (Manche).

4ᵉ OBSERVATION.

ABCÈS SIMULANT UNE TUMEUR LACRYMALE.

Mademoiselle Mégin, couturière en robes, âgée de vingt-un ans, tempérament lymphatique, demeurant à Paris, faubourg Saint-Martin, 64, vint me consulter, le 6 mars 1836, pour une tumeur assez considérable qu'elle portait sur le sac lacrymal du côté droit ; elle arriva avec appréhension très-grande que je ne confirmasse la nouvelle qui lui avait été annoncée par plusieurs médecins, d'une tumeur lacrymale, et ensuite d'une fistule lacrymale qui devait s'en suivre d'après leur opinion.

J'examinai avec le plus grand soin le canal, ainsi que le sac lacrymal ; je les trouvai libres à une petite injection pratiquée cependant avec difficulté ; je n'obtins point de reflux par la pression, la tumeur était rémittente, peu enflammée ; un cataplasme de morelle, de pain et de lait, fut ordonné pour la nuit, la malade tranquillisée par l'assurance que je lui donnai que sa tumeur, ce qui arrive assez rarement, était située sur le tissu cellulaire recouvrant le sac, que celui-ci ne me paraissait nullement compromis, fit qu'elle partit de chez moi la gaîté peinte sur la figure. Je revis la malade le lendemain, mêmes prescriptions. Trois jours après, je pus ouvrir la tumeur avec précaution et ménagement afin de ne point intéresser le sac, une assez grande quantité de pus en sortit, des émollients d'abord, puis des astringents, rendirent la partie dans son état normal cinq à six jours après, et depuis cette époque il n'arriva rien de fâcheux, comme je l'avais pronostiqué d'avance.

5e OBSERVATION.

OPHTHALMIE PURULENTE.

Le sieur Leroy, tisserand, faubourg Saint-Martin, 157, me fit présenter, en 1834, son enfant né depuis dix-huit jours. Les parents prétendaient qu'il avait attrapé un coup d'air en le portant au baptême, ou en changeant de domicile ; soit cette cause ou toute autre, ce qui est difficile à assigner dans cette occurrence, je reconnus de suite que j'avais affaire à l'ophthalmie neonatorum, ou ophthalmie purulente des nouveaux nés ; je me hâtai de prescrire les moyens les plus prompts et les plus efficaces pour sauver les yeux de l'enfant. Cette affection étant si désorganisatrice de sa nature, je m'empressai d'ordonner plusieurs remèdes, et comme parmi ceux-ci se trouvait un vésicatoire de la largeur d'une pièce de dix sous à placer sur le sommet de la tête, on jugea par le conseil de bonnes femmes et commères du lieu de me cacher qu'il n'existait point ; car cet aréopage de docteurs en jupon, avait jugé qu'un vésicatoire sur la tête doit occasioner la mort en peu de temps (*indè iræ*). L'enfant fut victime de cette inexécution que je connus par la suite, il lui resta à un œil un staphylome de l'iris, et à l'autre, une opacité de la cornée que je ne pus guérir qu'imparfaitement.

J'avance à cette occasion, que par suite d'observations diverses, tant de maladies des yeux que de bronchites, pleurésies, etc., que j'ai été à même de constater dans mes études, ainsi que d'autres confrères, maladies venues par suite du déplacement d'enfants très-jeunes, il serait urgent, dis-je, pour la santé de beaucoup d'entre eux, qu'un médecin fût chargé de constater les naissances comme on le fait pour les décès, et qu'un ministre du culte fût autorisé à se rendre à domicile, pour conférer le baptême, de même qu'il s'y rend pour donner les derniers sacrements, et je pense qu'un jour l'hygiène publique obtiendra d'une sage administration et du clergé, ce sacrifice nouveau de leur zèle et de leur charité évangéliques.

J'ai appris avec un juste plaisir que déjà l'initiative de cette bonne mesure venait d'être prise par un maire philanthrope, celui de la ville de Douai (Nord).

6ᵉ OBSERVATION.

TUMEUR ENKYSTÉE.

M. Borel, âgé de vingt ans, horloger-bijoutier, demeurant à Paris, rue Saint-Honoré, 190, se présenta à mon observation portant une tumeur enkystée assez volumineuse, placée sur la paupière supérieure ; elle datait de dix-huit mois, et avait résisté à tous les fondants mis en usage, et même à la ponction qui avait été pratiquée dans son centre par le docteur Maunoir, de Genève. Je conseillai alors une ouverture sur la paupière supérieure, lieu où elle serait plus facile à saisir.

Le malade y consentant, je fis une incision à la paupière et amenai le kyste entier, qui contenait une matière semblable à celle du suif. Je donnai mes soins à l'opéré, et huit jours après il allait très bien.

Ce Monsieur attribuait cette tumeur à une particule d'or qui était venue frapper la paupière au moment où il travaillait.

7ᵉ OBSERVATION.

CATARACTE NON MURE, STAPHYLOME DE LA CORNÉE ET HERNIE DE L'IRIS.

Madame veuve Cognard, âgée de soixante-seize ans, demeurant rue de la Rochefoucauld, 28, à Paris, se présenta à moi le 13 juillet 1835, portant un staphylome leucomateux de l'œil droit, et une cataracte de l'œil gauche non à maturité, le tout accompagné de douleurs de tête intolérables. Le huitième jour de mon traitement, la malade ne se plaint plus de ses maux de tête; elle voyait à peine, les premiers jours du traitement, les grosses lettres d'un journal : elle m'annonce, le douzième, une grande amélioration; le quinzième, elle voit assez clairement pour travailler à l'aiguille, et le 14 août elle peut, à la lumière, faire une reprise dans du linge; elle reconnaît très-bien, dit-elle, le visage de ses connaissances; le 17-18 août, elle a distingué les nuances de couleurs du papier de diverses chambres. Dès lors, mon traitement fut de plus en plus en s'éloignant : elle ne me revit plus que de temps à autre. Ainsi, le 13 septembre, elle se présenta à mon cabinet : je m'aperçois que les couches blanches perdent de leur opacité, que la pupille devient plus noire; un nuage à peine grisâtre occupe la face postérieure du cristallin; la malade voit trois à quatre heures parfaitement par jour, surtout le matin, où elle en profite souvent, malgré mes conseils, pour travailler un peu trop à l'aiguille. Le 30 septembre, la vue est dans le même état, seulement le cristallin me paraît encore moins troublé; dans l'après-midi, il lui semble encore exister un léger nuage devant sa vue, ce qui ne l'empêche point de vaquer à ses affaires. Le 2 octobre, il lui paraît, me dit-elle, que le voile encore un peu obscur de sa vue a disparu en une seule nuit. Le 1ᵉʳ novembre, elle a lu, me dit-elle, parfaitement son livre, étant à la messe. Le 25 janvier 1836, je revois de nouveau cette dame, qui m'annonce avoir lu tous les jours le journal des tribunaux relatif à l'attentat Fieschi.

Le 20 novembre 1838, l'état est toujours satisfaisant, et, ce qu'il y a de remarquable à constater, c'est que, sous l'influence du même traitement qui guérit cette cataracte, nous obtînmes que hernie et staphylome de l'œil droit disparussent des deux tiers.

8ᵉ OBSERVATION.

CATARACTE NON A MATURITÉ.

Madame Duval, née Scholastique Plet, âgée de quarante ans, dévideuse en cachemires, demeurant faubourg du Temple, cour Philibert, 20, à Paris, se rendit chez moi, après avoir pris, il y avait peu de temps, une consultation du docteur Caron Du-villards, qui lui avait diagnostiqué, comme je le fis moi-même, une cataracte capsulo-lenticulaire mûre dans l'œil droit, et une cataracte assez avancée dans l'œil gauche, pour laquelle il lui avait conseillé d'attendre aussi la maturité, afin qu'elle fût opérée des deux yeux, ce en quoi je différai.

Je dis à cette personne qu'elle se trouvait dans la cir-constance où je pouvais lui proposer de n'être jamais dans une cécité complète; que, d'une part, je pouvais lui offrir d'opérer son œil bien cataracté, sans attendre la maturité de l'autre, et qu'alors elle aurait ainsi l'espoir de ne se trouver ja-mais aveugle; de l'autre part, que je pouvais, par un traitement

rationnel, mais plus long et souvent employé, parvenir à arrêter la marche de sa cataracte dans l'œil gauche, mais sans
avoir alors d'espoir pour le droit. Cette dame ne voulant point
se soumettre à l'opération, je commençai mon traitement pour
l'œil non à maturité le 1er novembre 1835. Le premier jour il
existe un nuage épais devant sa vue, des boules, des filaments.
Le 4, elle distingue plus nettement le jour. Le 6, elle compte
sans hésiter six doigts que je lui présente. Le 7, elle aperçoit
les maisons en face; étant dans mon cabinet, et la faisant regarder à contre-jour, elle me montre le cadran de ma pendule;
l'opacité du cristallin se résorbe de jour en jour. Le 11 novembre, elle remarque un buste d'Hippocrate sur ma pendule.
Le 15, elle a distingué très bien une montre que j'avais pré-
parée et que je lui place devant l'œil sans la prévenir; elle peut
compter les croisées de l'autre côté de la rue. Le 29, cette
dame est parvenue par deux fois à enfiler une aiguille. Le 8
décembre, elle voit de mon cabinet les cochers sur leur siège,
les personnes dans la rue, etc. Dès cet instant, l'amélioration
se prononça de plus en plus dans cet œil, et je ne la revis que le
7 janvier 1836, vaquant très bien à ses affaires.

9· OBSERVATION.

CATARACTES DE NAISSANCE.

Le 15 décembre 1837, on me présenta le jeune Voisin, âgé
de quatorze ans, demeurant chez son frère, horloger, place des
Trois-Marie, 10, près le Pont-Neuf, à Paris. Je reconnus de
suite que nous avions affaire à deux cataractes qui me parurent
de naissance par la rotation continuelle du globe de l'œil, ce qui
me fut de suite confirmé par les parents. Le sujet, quand je
commence le traitement, jouit d'une bonne santé : tempérament
lymphatico-bilieux. Les cataractes, quoique assez opaques, lui
permettent cependant, connaissant les rues par où il vient, de
se rendre seul de chez lui chez moi, cependant, dit-il, en se je-

tant quelquefois sur les personnes qu'il rencontre. Il a pu apprendre à connaître des cartes, les couleurs, les lettres en très gros caractères, et prétend que le nuage et le voile augmentent depuis quelque temps devant ses yeux, car il nommait des lettres auparavant un peu de l'œil gauche, ce qu'il ne peut plus faire ; pour l'œil droit, il ne s'en occupe point, car à peine en a-t-il vu étant plus jeune ; les pupilles se dilatent et se contractent facilement ; point de complication d'ophthalmie.

Le **10** janvier, il distingue les aiguilles d'une pendule et montre les heures ; le **11**, il voit assez facilement les lettres moyennes d'un journal ; le **14**, il les nomme en approchant un peu près le livre de ses yeux, et c'est principalement de l'œil droit, celui dont il ne voyait presque point autrefois.

L'opacité des cataractes paraît aussi moins grande, nous continuâmes encore pendant un mois le traitement, mais nulle amélioration ne se prononça davantage, ce que je craignais, n'en étant point toutefois certain, n'ayant point traité de cataractes de naissance sans opération. Je me rendis compte que chez cet enfant, j'avais obtenu très-probablement la résorption entière de l'humeur latigineuse du cristallin, renfermée dans la capsule cristalline ; mais qu'il m'avait été impossible d'obtenir la fonte entière de la capsule qui se trouvait trop dure et complètement à maturité.

Ce qu'il y a d'avantageux dans ma méthode particulière de traitement fondant, c'est que jamais il n'est nuisible en aucune façon, si dans une circonstance qui peut être imprévue, il faut recourir à l'opération. Les parents ont vu d'autres médecins qui ont dit d'attendre une cécité plus complète pour opérer, ce qui est absurde, et n'arrivera jamais probablement chez ce sujet né ainsi, car alors il y surviendrait amaurose s'il ne pouvait au moins distinguer le jour d'avec la nuit, le feu ou une bougie. Une consultation a été donnée aussi par un confrère dont les opinions diffèrent des miennes sur ce sujet, car il prescrit d'attendre, pour opérer, qu'on ait atteint l'âge de vingt à vingt-deux ans.

Pour moi, je me rends difficilement compte de cette manière de juger ; car, jusqu'à cet âge, l'enfant est privé du bienfait de l'éducation, de la jouissance de connaître les objets qui l'environnent à chaque instant du jour, et la sensibilité de la rétine finit même par se perdre. Je n'hésite donc pas, à l'exemple de bien des opérateurs qui ont écrit sur ce sujet, à pratiquer l'opération, au moyen de l'aiguille, dès l'âge de douze à quinze mois, ce que je ne pourrais certainement faire, si, à l'exemple de ce confrère professeur à la Faculté de Paris, je voulais opérer avec le couteau, les enfants ayant à cet âge absence de la chambre antérieure, proximité de l'iris, etc. Voilà le motif qui, joint aux impatiences et au mouvement continuel de l'enfant, fait qu'il préfère, lui et ceux partisans de sa méthode, dont heureusement il s'en trouve fort peu aujourd'hui, attendre de dix-huit à vingt ans pour avoir certitude de la docilité de leur sujet, pendant et après l'opération. Mais cela nous importe peu, par le procédé de la kératonyxis, ou par l'abaissement au moyen de nos aiguilles si effilées, méthode offrant si peu d'inconvénients, véritablement à peine douloureuse, et ne laissant pas de cicatrice, tandis qu'avec le couteau, il y en a une occupant les deux tiers de la circonférence de la cornée. Il peut quelquefois survenir aussi un staphylôme de l'iris, l'atrophie de l'œil par suite de la sortie du corps vitré qui vient tomber par l'ouverture de la cornée, etc., etc., ce que certains praticiens engourdis dans leur vieille routine ne peuvent ou ne veulent pas comprendre, ce qui pour moi n'est pas l'ombre d'un doute, et doit faire éloigner l'opération par extraction, même à dix-huit ans, et adopter de préférence l'abaissement toujours mis en usage par les professeurs de la nouvelle école, et qui finira par être selon moi, sous peu, le seul employé, car une simple piqûre d'aiguille est peu difficile à guérir quoiqu'elle soit faite à l'œil. La principale chose est une main exercée par bien des opérations pour l'effectuer, ainsi qu'une vue excellente permettant de ne point se servir de lunettes, moyen que j'ai vu cependant employer par plusieurs opérateurs, sans que pour cela les parents et amis du patient en fussent plus rassurés, ce dont je me rendais bien compte, sans émettre mon avis dans cette circonstance.

10e OBSERVATION.

CORPS ÉTRANGER DANS L'ŒIL.

Je fus appelé, le 12 juin 1835, vers minuit, chez M. Frémeau, faubourg Saint-Martin, 102. Cette personne étant à se promener deux jours auparavant dans la campagne par un vent assez violent, avait ressenti dans un œil un picotement, et ensuite une sensation semblable, dit-elle, à une pierre enchassée dans la paupière; qu'elle présumait qu'un corps étranger y avait été porté par le vent; qu'elle avait aussi déjà beaucoup souffert la veille sous les paupières, mais non pas avec une force semblable et aussi intolérable que celle qui existait depuis trois à quatre heures sans lui laisser une minute de repos.

Je renversai la paupière inférieure, mais je ne vis rien de remarquable, si ce n'est l'extrême rougeur de la conjonctive; l'œil fuyait la lumière, la paupière était assez gonflée, il fallut cependant la renverser entièrement, ce que je fis au moyen d'une spatule, que je portai sur la face externe de cette paupière près du cartilage tarse, je l'amenai alors à moi et la renversai, la muqueuse était rouge, et au centre de cette inflammation une tumeur noirâtre s'y faisait remarquer; je l'attirai avec une sonde portant un chiffon enduit d'une petite quantité d'huile bien douce. Je ne savais à quoi attribuer une certaine résistance que j'éprouvais; mais je m'en rendis compte un instant après, car ce que je retirai était un insecte assez fort, dont l'aiguillon avait été introduit et tenait dans la muqueuse palpébrale, mais qui cependant ne resta point dans la plaie, puisque je le retrouvai sur lui-même. Un traitement anti-phlogistique et des collyres appropriés calmèrent le malade, qui put reprendre ses travaux de cabinet deux à trois jours après ; ce qui ne fût pas arrivé, si son œil n'eût été aussi attentivement examiné.

11ᵉ OBSERVAVION.

ÉPIPHORA.

M. Delaunay, âgé de vingt-cinq ans, propriétaire, demeurant à Senonches (Eure-et-Loir), alors à Paris, en 1834, vint me consulter pour un épiphora qu'il portait depuis quatre années, pour lequel il avait été soumis à divers traitements internes très inutiles.

Je lui appliquai mon traitement et nous trouvâmes chez lui un boursoufflement et un rétrécissement tel du canal lacrymal, qu'il me fallut, moi, déployer tout mon savoir et ma patience, pour en venir à bout, et lui une ferme persévérance, et un grand désir d'être débarrassé ; car c'est le seul exemple qui se soit présenté à moi dans un grand nombre d'autres observations que je pourrais citer, de près de cinq semaines de séances consécutives pour obtenir de son larmoiement, une guérison qui du reste fut radicale et qui a été des plus complètes, comme cette personne me l'a assuré depuis bien des fois.

12ᵉ OBSERVATION.

PUPILLES ARTIFICIELLES.

M. Schmith, demeurant, en 1832, dans un hôtel près le Louvre, me consulta pour une iritis chronique, dont il avait été atteint il y avait déjà plusieurs années, laquelle avait occasioné des rétrécissements considérables de la pupille, et enfin son occlusion complète, de sorte qu'il était entièrement privé de rien distinguer. Je ne vis de ressource que dans l'opération que je lui proposai, et à laquelle il se soumit ; je

2

la pratiquai au moyen de l'aiguille à kératonyxis, en choisis-
sant vers le centre de la cornée.

Je portai mon instrument perpendiculairement à l'iris, je fis
une division longitudinale de ses fibres de haut en bas dans
une certaine étendue ; je reportai l'aiguille à droite, je divisai
les fibres de la même manière, et je revins tomber à angle
droit sur la première ; j'en fis autant à gauche et je formai de
cette manière une croix qui me donna quatre lambeaux à
chaque œil : la belladone fut employée ensuite, une pupille
artificielle bien large resta dans l'œil droit, mais dans l'œil
gauche elle se rétracta de plus des deux tiers, ce qui n'empêcha
pas le malade d'être excessivement satisfait du succès de cette
opération, et de pouvoir, quinze jours après, vaquer à ses affaires et retourner ensuite en Angleterre.

Une opération semblable se présenta quinze jours après
celle-ci, sur mademoiselle Hermann , âgée de vingt-deux ans,
dont le père était employé supérieur près le gouvernement
hollandais ; à la suite d'iritis, la pupille s'était fermée ; je
pratiquai ici par la méthode de Gibson , en ouvrant la cornée,
et en extrayant par cet endroit une partie de l'iris, en atti-
rant avec une petite érigne et soustrayant ce qui en sortait
avec de très-fins ciseaux recourbés. La malade fut mise au
lit, soignée très-méthodiquement, et il lui resta par la suite
une ouverture assez grande pour donner une vue bien complète. Je n'opérai que d'un côté; car j'avais diagnostiqué de
l'autre une paralysie en plus de l'atrésie de la pupille.

13ᵉ OBSERVATION.

AMAUROSES COMPLÈTES.

Madame veuve Mille, demeurant à Paris, rue des Ecluses-
Saint-Martin, 24, et en dernier lieu, rue du Faubourg-du-
Temple, 9, me fit demander, le 16 mars 1835, se plaignant
de douleurs violentes au-dessus des arcades orbitraires, de

chaleur et de pesanteur vers la partie postérieure de la tête ;
des filaments, des boules, des points noirs, des étincelles se
faisaient de temps à autre remarquer, et sa vue baissait sensi-
blement depuis quelque temps ; mais croyant que la fatigue
pouvait en être cause, elle n'y faisait nullement attention, attri-
buant cet état anormal à un travail dans les dentelles et dans les
blondes, auquel elle se livrait surtout le soir ; se donnant un
peu moins de peine, elle pensa qu'il y aurait de suite de l'amélioration ; mais quoiqu'elle se reposât, elle attendit en vain, de
telle manière qu'avec ses tergiversations, il arriva une soirée,
et enfin une nuit qui la priva tout-à-fait de la vue. C'est alors
que le lendemain ou le surlendemain, j'appris les détails ci-
dessus ; à l'inspection de la malade, les yeux se présentèrent
bien ouverts, très-clairs, sans ophthalmie ; à peine existe-t-il
encore une légère sensibilité de la pupille sous l'influence de la
lumière, elle est médiocrement dilatée, un peu angulaire ; la
personne distingue une bougie allumée, mais avec une très-
large couronne entourée d'épines et de rayons, elle ne pourrait
plus se conduire chez elle, si elle ne connaissait les diverses
chambres, et il lui est impossible de distinguer même de très-
grosses lettres. La frayeur qu'elle éprouve influe sur son moral,
elle ne fait que se livrer à des pleurs continus.

Je tranquillisai la malade et lui dis, que dans des cas semblables, et même dans ceux déjà plus avancés, j'avais obtenu
des succès presque incroyables, et que nous aurions peut-
être le même bonheur chez elle, en suivant un traitement
régulier et journalier que je lui ferais moi-même, et qui obtenait
une réussite presque constante. Cette personne s'y soumit dès le
lendemain, le quatrième jour elle dit avoir moins de douleurs
de tête, ses yeux distinguaient d'où venait le jour.

Le douzième, les filaments, les points noirs, les boules ont
bien perdu de leur grosseur, elle aperçoit distinctement le
jour dans sa chambre. Le vingtième jour, elle peut voir assez
nettement les grosses lettres d'un journal, du vingtième

au trentième, l'état fut tout-à-fait stationnaire, nous n'en continuâmes pas moins activement le traitement, et quelques jours après, le succès couronna notre médication ; la malade avait pu reconnaître étant dans son lit, le matin, les meubles de son appartement, et même un cabaret qui se trouvait placé sur un de ceux-ci ; la vue se fortifia de jour en jour, elle put se promener dans son jardin et y reconnaître les objets, ayant soin de lui faire porter un voile vert sur la vue, un abat-jour et des conserves colorées. Je fus très-étonné de voir arriver cette dame, un jour de la septième semaine, ne pouvant plus résister au désir de sortir, me dit-elle, et de venir me voir, en me rendant grâces mille et mille fois.

J'ai revu, dans l'intervalle de deux années, bien des fois cette dame ; elle conservait une grande sensibilité de la vue, pour laquelle je lui conseillai de porter toute sa vie des conserves colorées, de ne plus faire aucun ouvrage pénible pour les yeux, surtout dans le noir, et d'avoir soin de continuer pendant une année au moins encore, nos préparations toniques qui nous avaient si bien aidées pendant le traitement. Ces prescriptions ont été suivies, et madame Mille s'est très-bien trouvée, n'ayant plus eu besoin de mes avis ni de mes soins.

Je dirai à l'occasion de l'amaurose, que j'ai vu plusieurs exemples où la perte de la vue était bien complète, quoiqu'il y eût les mouvements les plus sensibles de l'iris et de la pupille, et d'autres circonstances où, entièrement dilatée, elle n'offrait point le plus léger mouvement sous l'influence de quelque stimulant que ce fût, même en essayant l'électricité et le galvanisme ; je crois que l'on peut bien s'en rendre compte ainsi : l'amaurose (vulgairement appelée goutte sereine dans les temps les plus reculés, nom faussement émis par les Arabes, qui pensaient qu'une goutte d'eau très-claire venait, tombant du cerveau, se placer devant la vision et intercepter alors les rayons lumineux), est la paralysie plus ou moins complète du nerf optique seul, ou du nerf optique et de la rétine, membrane qui

en est sa coutinuation et son épanouissement ; si la paralysie,
par différentes causes qu'il serait trop long d'énumérer, frappe
le nerf optique seul, l'on pourra obtenir ici, la rétine n'étant
pas paralysée, des mouvements alternatifs de dilatation et de
rétrécissement de la pupille.

Si maintenant on admet la paralysie non-seulement bornée
au nerf optique, mais encore s'étendant à la rétine, ici plus de
mouvements de l'iris, et amaurose avec dilatation.

De ceci nous pouvons en tirer la conclusion : que des amauroses où la pupille agira assez bien nous offriront encore bien
plus d'espérances que celles où il n'y aura pas de mouvements,
quoique cependant je me trouve avoir eu des succès dans l'un
comme dans l'autre cas.

14ᵉ OBSERVATION.

FISTULE LACRYMALE.

M. Moulin, âgé de trente-quatre ans, voyageur de com-
merce, se présenta chez moi portant une tumeur assez volumineuse sur le sac lacrymal, et qui, étant comprimée, faisait
refluer le pus par les points lacrymaux ; elle se trouvait percée,
à son centre, d'une petite ouverture qui donnait aussi issue à
une certaine quantité de pus qui aurait peut-être fini, comme
on le voit quelquefois, par détruire même les os du nez par son
séjour continuel et prolongé, et le malade demandait, ayant
peu de temps à lui, d'être guéri sous peu de jours ; je ne vis
d'autre moyen, dans cette circonstance, que de lui proposer l'o-
pération à laquelle il se soumit. La personne, placée en face
d'une croisée, la tête tenue par un aide qui tendait l'angle externe des paupières, et m'assurant bien du tendon de l'orbicu-
laire des paupières, je piquai, avec un bistouri très affilé, immédiatement au-dessous de celui-ci ; me trouvant alors dans un
espace assez libre qui était le sac, je relevai immédiatement la
main et l'instrument ; celui-ci, obéissant alors à son propre

poids, s'introduisit dans le canal nasal ; un clou en plomb, à tête recourbée, fut introduit en suivant la lame, et resta à demeure dans le canal, l'extrémité se trouvant à l'extérieur recouverte par une mouche de taffetas d'Angleterre. Je conseillai à ce monsieur de retirer le clou tous les cinq à six jours, de bien le nettoyer, le faire réintroduire de nouveau pendant deux mois, et que la guérison serait complète.

J'ai su, par un de ses amis qui vint à Paris, qu'il allait très bien, et l'avait gardé près de deux mois ; il était fort content, et se louait d'avoir préféré cette manière à celle de Dupuytren, de la canule à perpétuité, dont je lui avais parlé dans la conversation, procédé cependant mis en usage avec grand succès et plus prompt aussi.

15e OBSERVATION.

PTÉRYGION ET ORGELET.

Le nommé Lancelot, ouvrier cartonnier, père de cinq enfants, me fut adressé par un administrateur du bureau de charité du neuvième arrondissement, me priant de lui rendre la vue s'il y avait possibilité, cet homme étant malheureux et méritant mes soins à tous égards.

J'examinai les yeux attentivement, et vis dans l'œil droit un leucome des plus larges dont il n'y avait point à tenter la guérison ; l'œil gauche portait sur la paupière supérieure, depuis fort longtemps, un orgelet assez volumineux et une dilatation variqueuse des vaisseaux de la conjonctive oculaire, ce qui constituait un ptérygion dont la base était située vers l'angle interne de l'œil, et le sommet ayant gagné la cornée, venait alors recouvrir déjà en partie l'ouverture pupillaire. Je prévins cet homme qu'il fallait recourir à l'opération, ce que nous pratiquâmes trois jours après. Je saisis les vaisseaux variqueux, je les soulevai avec des pinces, je coupai le sommet avec des petits ciseaux très fins, et m'approchai le plus possible de sa

base ; je touchai de suite l'espace occupé par le ptérygion avec
le nitrate d'argent, car il est d'observation pour moi, que souvent un ptérygion repullule, parce que l'on s'est borné à l'abla-
tion sans la cautérisation immédiate. Je prescrivis des émollients, des astringents, et la guérison fut complète en huit
jours.

Je le débarrassai aussi de cet orgelet de la paupière, et cet
homme reprit ses travaux, me remerciant infiniment, et m'offrant, dans sa joie et sa naïveté, les produits de son modeste
état, pour moi et les miens, dit-il, pendant toute sa vie durant.

16e OBSERVATION.

CATARACTE ET AMAUROSE.

Le nommé Pourteau, âgé de soixante-six ans, demeurant à Batignolles, me consulta en 1834, relativement à sa
vue. Je diagnostiquai une cataracte lenticulaire, entièrement
mûre, dans l'œil droit, et dans l'œil gauche, une cataracte capsulo - lenticulaire, mais avec complication d'une
amaurose. Je prévins cet homme que je pourrais tenter l'opération pour le seul côté où il n'y avait point d'amaurose,
et que si la réussite était complète, comme je l'espérais, il
pourrait, à son âge, se contenter de ce seul œil; il se soumit
donc à l'opération que je fus pratiquer chez lui. Le succès eut
lieu : il vit immédiatement le jour et les fenêtres de sa chambre, la cataracte étant dure; ce qui ne serait point arrivé si la
cataracte eût été gélatineuse ou laiteuse, quoique la vue devienne
aussi bonne par la suite, la résorption des fragments ayant
lieu. Malgré les imprudences qu'il fit, en enlevant quelquefois
son bandeau lui-même, ne tenant point compte de mes défenses,
qu'il se permit de sortir pour aller, au neuvième jour, chez sa
fille, la tête et les bras nus, il eut le bonheur qu'il ne lui survînt
aucun accident; et le vingt-sixième jour, il se rendit chez

moi, où il put parfaitement lire le texte de différents journaux. J'ai appris qu'il avait ensuite repris ses travaux dans une manufacture, où il était contre-maître.

17ᵉ OBSERVATION.

CATARACTES.

Le 2 mai 1837, se présenta chez moi le sieur Jean Garse, âgé de soixante-quinze ans, vigneron, demeurant à Montfermeil, près Paris, portant deux cataractes capsulo-lenticulaires complètes. Je lui dis qu'il n'y avait d'autres ressources dans cette période avancée que de lui pratiquer l'opération, ce à quoi il consentit, et celle-ci eut alors lieu, deux jours après, chez madame veuve Guérinet, rue Transnonain, nᵒ 8, avec le docteur Saint-Macary. L'œil droit fut opéré au moyen de l'aiguille, par kératonyxis, et l'œil gauche par abaissement. Dans l'œil droit, il se trouva, six jours après, des débris de la cataracte, et de la capsule non encore résorbés, malgré cela il voit très bien le jour, le gauche distingue le huitième jour, pendant le pansement, une dame qui se tenait devant le lit du malade. Le 18, l'opéré étant levé et se promenant, distingue le soir au jour tombant, son bandeau étant enlevé, et ayant un abat-jour et des lunettes azurées, les tableaux de la chambre, les cercles d'un poêle de faïence, les chaises, etc. Le 19, je fais entrer plus de jour dans la chambre pour l'y habituer, la résorption s'opère très bien dans l'œil droit, il ne reste rien dans l'œil gauche, dont la pupille est très nette.

Le 21, l'opéré repart pour Montfermeil, distinguant sur un bonnet de dame, les petites fleurs artificielles et les nommant sans se tromper, l'amélioration n'a fait que continuer. Le 4 décembre 1838, j'apprends par son neveu qu'il distingue par terre des épingles, des grains d'orge et d'avoine; sa vue lui permet de lire tous les jours pendant plusieurs heures de suite, circonstance heureuse pour les opérations faites à cet âge.

Je dirai qu'en lisant les ouvrages de Demours, Wenzel, Weller, Scarpa, Laurence, et ceux plus modernes, on trouve un nombre égal de praticiens balançant pour opérer soit un seul, soit les deux yeux le même jour. Pour moi, je me range de l'avis de faire ce que l'on dit vulgairement parlant, d'une pierre deux coups; car en n'opérant qu'un seul, il n'y a qu'un demi service de rendu, admettant le succès (qui se trouve dans la proportion de vingt à vingt et un succès, sur vingt-cinq opérations); donc cinq ou six mois après, même plus tôt, il faut revenir à une seconde opération si le malade y voyant bien, ne veut pas rester borgne.

Si nous posons le fait où l'opéré, au contraire, a eu un peu de souffrance, ce qui certes peut arriver chez des sujets très sanguins, ou excessivement nerveux, malgré les plus grands soins, il hésitera et souvent restera avec un seul œil opéré, quoique l'autre contienne une fort belle cataracte. Si, au contraire, l'œil déjà opéré avec méthode n'a point donné un succès, ici est la pierre d'achoppement. L'appréhension des préparatifs des instruments, la crainte d'un nouvel insuccès, et souvent même aussi quoique ayant de l'aisance, un autre mobile qui retient, fait que la personne cataractée restera ainsi pour ne pas repasser par la nouvelle opération si utile, par les soins consécutifs à recevoir, etc. Si, surtout, comme je le disais plus haut, il y a eu un peu de douleur à endurer, si on pratique l'opération le même jour, nous trouvons que pour l'opéré et pour l'opérateur il y a deux chances de succès au lieu d'une; mais, dira-t-on, il faut faire deux piqûres au lieu d'une, donc deux blessures; cette objection paraît juste, mais je réponds que déployant un traitement plus ou moins sévère, suivant mon sujet, sanguin, nerveux, bilieux, etc., je guéris simultanément les deux yeux, comme j'eusse obtenu guérison pour un seul, et le succès couronnant l'opération, mon client jouit d'une vue encore meilleure.

Cependant, malgré mon opinion, l'intention, l'idée, le choix du patient, doit être certes pris en considération. Il arrive quelquefois qu'une personne à opérer des deux yeux à une arrière-pensée : « Je vais faire opérer un côté par M. ***, et s'il n'y a pas de succès, j'irai alors pour l'autre chez M. ***. » Je trouve cette manière d'envisager ainsi la question fort mal comprise, car la confiance n'a été acquise que par la réputation faite depuis longues années d'un praticien comme bon opérateur ; alors de deux choses l'une : ou il n'était pas bon pour un œil, ou il l'est pour les deux, et l'on peut encore alors lui confier l'autre. Je sais que se présentant chez un oculiste, lorsque déjà on a eu un œil opéré avec non succès par un autre, et que l'on vient alors envoyé par une famille, par un médecin, ou par d'autres personnes bien réussies connues du cataracté, le praticien consulté le dernier doit être flatté de cette preuve de confiance, et n'apporter ici que des soins plus grands encore, s'il se pouvait, pour sauver l'œil restant bon ; aussi ce que j'ai avancé un peu plus haut n'est que ma manière personnelle d'envisager une question qui peut être interprétée différemment par une personne se trouvant dans une bien pénible et triste position.

18e OBSERVATION,

CATARACTES.

Madame veuve Bonnet, de Nantes, marchande bouchère, âgée de soixante-dix ans, vint chez moi, portant une cataracte dure complètement mûre dans l'œil droit, et une autre très avancée dans l'œil gauche. Je lui dis que l'on pouvait opérer un œil, qu'alors l'autre viendrait à maturité pendant que celui opéré deviendrait tout-à-fait bon à la vision, et par ce moyen elle ne resterait jamais aveugle, mais seulement borgne. Elle comprit ce raisonnement, bien mieux que celui fait par certaines personnes du monde, d'attendre une cécité complète, pour se faire opérer, ce qui me paraît comme médecin, une bien fausse manière de juger la question, aussi

dois-je faire mon possible pour ramener à des idées différentes
à ce sujet. Elle consentit donc à l'opération qui eut lieu le
12 juillet 1838.

Aucun symptôme fâcheux ne se manifesta chez elle pendant
douze jours qu'elle garda la chambre, et le quinzième, allant
pour la voir, je fus très surpris d'apprendre qu'elle était allée
à l'église la plus proche d'où elle logeait, ce qu'elle me confirma elle-même à son retour, m'assurant avoir compté les
prêtres et les bougies à l'autel, ce dont je lui fis des reproches
sévères, cette grave imprudence étant de nature à compromettre
le succès de l'opération ; des maux de tête survinrent : une
saignée et le repos les dissipèrent, et j'ai appris que depuis
ce moment, elle vaque à ses affaires comme si elle n'eût jamais
été cataractée.

19e OBSERVATION.

CATARACTES MURES.

Me trouvant chez une de mes connaissances, M. Palin, pharmacien à Gisors, le docteur Dardièges me conduisit à la campagne de M. le comte de Bourry, ce monsieur voulant faire
opérer un homme âgé de soixante ans, demeurant sur ses pro-
priétés. Celui-ci, d'une santé robuste, consentit à l'opération
de deux cataractes lenticulaires dures ; elles furent pratiquées
avec succès sur le moment, et je reçus la lettre suivante par la
suite :

Gisors, le 24 octobre 1838.

« Votre opéré, mon cher confrère, va à merveille ; du quatrième au cinquième jour, il s'est montré un peu d'inflammation ; les vaisseaux des deux yeux, surtout ceux du côté droit,
étaient légèrement injectés ; une petite saignée et un léger pur-
gatif ont suffi pour faire justice de ces symptômes. Jusqu'à
présent, tout a marché de la manière la plus heureuse.

« Notre client voit bien et distingue même les petits objets : je lui en ai présenté divers qu'il a parfaitement nommés : il apprécie et distingue de suite au premier coup d'œil les pièces de monnaie, quelque petites qu'elles soient. **M.** le comte de Bourry est enchanté de ce résultat, il doit vous aller voir lors de son retour à son hôtel à Paris.

‹ Il a déjà écrit pour qu'on lui envoie de Paris les verres que nous ferons porter dans l'ordre que vous avez indiqué, pour habituer graduellement la vue à faire toutes ses fonctions d'autrefois et sans aucune fatigue.

« Agréez, mon cher confrère,

« L'assurance de mon sincère dévouement,

« Dardièges, *docteur-médecin.* ›

20e OBSERVATION.

TUMEUR ENKYSTÉE.

M. Boivin, gendarme en résidence à Honfleur, me présenta, en juin 1838, son enfant, âgé de cinq ans, portant une tumeur assez volumineuse sur la queue du sourcil, du côté droit, et s'étendant un peu sur la paupière supérieure. Je dis au père que ce serait en vain dans cette circonstance que nous essayerions tous les fondants, astringents et médicaments divers, que l'extirpation seule du kyste serait le vrai moyen de guérison. Le père n'hésita pas alors à me confier son enfant, craignant aussi, comme je le pensais moi-même, que la tumeur ne prît un accroissement beaucoup plus considérable. J'étendis le petit malade sur une table un peu longue, son père lui tenant les jambes, et une autre personne, la tête. Je fis une incision sur la tumeur : elle fut détachée, et, l'ayant ouverte, une substance semblable à du miel s'en échappa. Je passai légèrement dans la plaie un crayon de nitrate d'argent. L'enfant fut très docile. Je réunis la plaie, un bandeau fut appliqué ; je prescrivis un bain de pieds, et un peu de sirop de pavot le soir ; la nuit fut bonne, la cicatrisation s'opéra, et l'enfant m'ayant été présenté depuis, l'on n'y remarque plus qu'une petite cicatrice linéaire à peine visible.

21e OBSERVATION.

ÉPIPHORA OU LARMOIEMENT CONTINUEL.

M. Prieto, âgé de vingt-cinq ans, habitant le Mexique, se trouvant à Paris, en 1834, hôtel de l'Opéra, me pria de lui donner quelques moyens pour se débarrasser d'un larmoiement continuel de l'œil droit, qui le gênait beaucoup, ayant constamment des larmes sur la joue.

Cet épiphora datait de deux années. J'entrepris le traitement de ce monsieur ; à la quatrième séance, il avait remarqué avec plaisir que le larmoiement avait cessé un peu la veille dans la journée. Je lui dis alors qu'il en serait de même pour le soir s'il voulait s'astreindre à rester chez lui, mais je ne pus obtenir ce sacrifice, étant grand amateur de bals et d'opéras ; il continuait donc sa manière de vivre habituelle.

Quoiqu'il en fût, dix-neuf séances suffirent pour le guérir radicalement, car je le revis souvent depuis la dernière ; et il se trouvait très-heureux d'être entièrement débarrassé de cette affection si incommode.

22e OBSERVATION.

AMAUROSE OU GOUTTE SEREINE.

M. Lallemand, demeurant provisoirement rue des Moulins, à Belleville, me présenta son fils, âgé de vingt-deux ans qui, lors de l'avant-dernière éclipse, se fatigua tellement la vue avec un verre peu coloré, à regarder ce qui se passait vers le soleil, que dans la même soirée, tous les objets semblaient danser devant lui, et il lui paraissait que des étincelles et des couronnes de feu se trouvaient toujours devant ses yeux, ainsi que le phénomène de boules noires, de taches, de pattes d'araignées, etc.

Les parents inquiets m'amenèrent ce jeune homme; je trouvai l'œil très-net, une pupille peu dilatée, et jouissant encore d'une très-légère mobilité, douleurs de tête violentes, surtout au-dessus des arcades orbitaires, et vers la partie postérieure de la tête, perte complète de la vue, au point de distinguer à peine la croisée de mon cabinet; le patient se tourmente aussi et se trouve très-inquiet de son nouvel état. Nous commençâmes immédiatement le traitement que je mets en usage dans cette grave affection. Le troisième jour, les pupilles se dilatent plus facilement sous l'influence d'une bougie, que je présente devant les yeux. Le cinquième jour, plus de douleurs de tête, les étincelles et les couronnes de feu disparaissent. Le sixième, il ne remarque plus ni boules, ni filaments.

Le dixième, il aperçoit les couleurs les plus tranchées que je lui présente.

Le treizième, il distingue les chaises, un fauteuil, les meubles d'un appartement.

Le dix-septième jour, continuant notre traitement régulièment chaque jour, il a pu distinguer dans la rue les hommes des femmes par les vêtements, et chez moi, ne voulant pas abuser de ce bien-être, je ne lui montre qu'un seul instant les lettres d'un très-gros dictionnaire et il m'assure les apercevoir et voudrait les nommer, ce que je suis loin de permettre.

Le vingt-unième, il me nomme toutes ses lettres les unes après les autres et je ne veux pas plus loin pousser ma curiosité, le soleil l'incommode dans la rue, j'ordonne des verres azurés, un abat-jour, et le lendemain il se trouve mieux de ce moyen.

Je le revis encore pendant huit jours, l'amélioration

continua, au point d'arriver à pouvoir lire de gros caractères, mais un seul instant, car je défendis aux personnes de lui laisser reprendre aucun travail pour les yeux avant six à huit mois.

Ce monsieur qui était venu à Belleville, près Paris, pour y consulter et faire traiter aussi son épouse, malade depuis longtemps d'accès d'épilepsie, retourna en Languedoc avec sa femme et son fils en bonne santé.

Le traitement fut des plus variés chez ce sujet, et ce ne fut qu'à cette diversité de moyens que nous dûmes un aussi beau succès.

23ᵉ OBSERVATION.

AMAUROSES, OPHTHALMIE CHRONIQUE, IRITIS.

M. Xavier de B..., ancien officier, âgé de cinquante-quatre ans, se décida en 1832, depuis longtemps qu'il en était sollicité, à venir me voir, portant une amaurose complète dans l'œil droit, et une dans l'œil gauche, mais qui lui permettait encore de distinguer les gros objets, en se plaçant presque immédiatement dessus et les étudiant pendant quelques instants ; il se trouvait dans cet état depuis cinq ans, sans aucun amendement, ayant déjà fait divers traitements ordonnés par les docteurs Roux, Sanson et autres. Je m'informai près de lui s'il n'avait point été sujet à quelques affections dartreuses, psoriques, à quelques blessures vers la tête ou les sourcils, mais il n'y avait rien de tout cela, nous ne pûmes nous arrêter qu'à une affection particulière, secrète, syphilitique, datant de huit années, mais ayant été traitée peu méthodiquement, à cause de son état qui le faisait courir et voyager d'un lieu dans un autre sans pouvoir se soigner comme il le désirait.

Le traitement que je lui fis subir, autre que celui que j'emploie d'ordinaire, fut celui anti-syphilitique. Rien ne paraissait annoncer de l'amendement pendant les huit premières séances, mais le neuvième jour il m'assura, se défiant encore beaucoup de lui-même, que l'œil le plus mauvais y avait vu depuis la veille presqu'aussi bien que l'autre.

Je lui dis que je tirais de là bon espoir aussi pour le gauche.

Le treizième jour, l'œil gauche a pu distinguer en passant devant un horloger, une grande quantité de pendules.

Le quinzième, l'œil droit reste stationnaire, l'œil gauche voit les personnes dans la rue. Ce monsieur, se rendant chez moi le dix-septième jour, il lui semble un peu d'amélioration dans l'œil droit, le gauche a distingué deux enfants dans la rue, se donnant la main, et notant qu'il y avait garçon et fille.

Le vingt-cinquième, il me nomme avec ce seul œil tous les meubles de mon cabinet et le contenu des tableaux, l'œil droit voit les plus gros objets. Le trente-et-unième, il me lit du gauche le texte de différents journaux, et même de l'Encyclopédie pittoresque.

Du trente-et-un au trente-sixième, il est stationnaire pour les deux yeux. Le quarantième, M... est venu seul de chez lui, il continue encore deux à trois jours et me remercie, se contentant, dit-il, de se trouver en aussi bon état. J'ai appris par lui, deux mois après, qu'avec des verres un peu forts, il lisait dans un journal les différents articles en gros caractères, et pouvait un peu écrire, sans trop se fatiguer.

24ᵉ OBSERVATION.

CATARACTE NON MURE; CATARACTE MURE.

Monsieur B.:.., ancien négociant à Dijon, demeurant rue du Chemin-Vert, 4, à Paris, dont je tais encore le nom pour la famille, me fut présenté le 6 juin 1836, par son fils, me priant de voir l'état des yeux de son père. Je diagnostiquai dans l'œil droit une cataracte lenticulaire dure à maturité, qui avait mis trois ans à se développer, le malade distinguait le jour d'avec

la nuit, et apercevait les ombres des doigts devant ses yeux,
la pupille se dilatait et se resserrait, ce qui avec les autres
signes, nous prouvait qu'il n'y avait point de paralysie. Cet
œil était dans de bonnes circonstances à opérer, mais le malade
me demanda ce que je pensais de l'autre œil. Après un examen attentif, celui-ci distinguant la forme des corps, un livre,
les lettres des journaux, la serrure de mon cabinet, lorsque
ce monsieur était à l'opposé du jour, se plaignant surtout alors
d'un brouillard qui augmentait de plus en plus, voyant mieux
à contre jour que tourné vers lui, et joignant à cela une opacité nuageuse, qui existait vers le cristallin, je lui dis que sa
cataracte de l'œil droit étant survenue sans cause connue, et
n'étant pas la suite d'une blessure, qu'il n'y avait point de doute
que l'autre ne devînt aussi cataracté et que l'opacité serait
complète dans une année.

Ayant un peu de répugnance pour se faire opérer l'œil droit
comme je le lui conseillai, afin de ne point se trouver dans
la cécité ; il me demanda si je pourrais traiter l'œil gauche
sans opération, ce à quoi je consentis après un mûr examen.
Le traitement fut commencé en juin, je remarquai, au bout
de douze jours, de l'amélioration sensible dans la vue, moins
d'opacité dans le cristallin, et le malade lui-même se réjouit
de cet état ; en somme, il se trouva le vingt-deuxième jour,
en état de venir seul de près la Bastille, chez moi, et l'amélioration alla en augmentant. Enfin, quand la clarté fut revenue
dans un œil, non content de cette jouissance, il voulut, plein
de confiance en moi, que j'opérasse l'autre œil ; l'opération
fut pratiquée, et tout me faisait présager aussi une heureuse
issue, mais comme le quart d'heure de Rabelais était arrivé,
que je devais toucher sous peu le montant de billets qui m'a-
vaient été souscrits et qui étaient en circulation, payables pro-
chainement, je me présentai un jour pour savoir où nous en
étions, mais un déménagement clandestin avait eu lieu, et
je ne trouvai plus de malade, ni de détails à pouvoir continuer.

J'en fus donc pour les billets endossés par moi, des frais et mes peines.

Voilà de la reconnaissance humaine ! Mais je pourrais, comme beaucoup de mes confrères, citer plusieurs faits semblables, et stygmatiser du plus profond mépris d'autres noms encore bien haut placés, que je forcerais peut-être à rougir de leur manière d'avoir agi envers moi, leur ayant rendu aussi la vue; cependant ces quelques lignes suffiront, si un jour elles viennent à tomber entre leurs mains, à leur faire juger la délicatesse de ma conduite.

25e OBSERVATION.

ALBUGO, TAIE, SUITE D'OPHTHALMIE SCROPHULEUS.

Un enfant de dix ans, nommé Pierre-Désiré Gossard, de Chartres, me fut présenté chez moi en 1838, par ses parents habitants de la Beauce. Le teint de l'enfant était peu coloré, cheveux blonds, nez fort et lèvres épaisses, tempérament lymphatique, assez gros lui-même, mais des chairs peu résistantes, les ganglions du cou et des aisselles développées, enfin constitution scrofuleuse. Un large albugo occupait toute la pupille, et permettait cependant à cet enfant de distinguer une chandelle allumée. Je dis aux parents qu'il avait dû avoir une inflammation intense de la cornée gauche; ils me répondirent qu'effectivement depuis trois à quatre années il en avait eu deux, que la première fois elle arriva quatre mois après qu'une glande engorgée, suppurante, située sous l'aisselle, avait été supprimée par un traitement ordonné ; qu'il resta à la suite de la première inflammation une petite tache, mais que la seconde fois l'œil était devenu très rouge, et quand il y avait eu du mieux par un traitement approprié, il était resté une tache bien triple de l'autre, pour laquelle il lui fut dit qu'on ne pouvait plus rien lui faire et que tous remèdes échoueraient.

La mère alors fit faire une neuvaine, fit toucher son enfant par le septième garçon d'une famille de paysan (désigné en ces pays, sous le sobriquet de MARCOU) ; lequel défendit surtout que l'enfant ne mangeât jamais aucune tête de volailles ou d'autres animaux, etc., etc. ; il lui appliqua même des herbages autour du poignet, mais ne pouvant faire passer de suite la maille de l'œil, comme il nommait cette maladie, il dit alors qu'il fallait continuer tout ce qu'il dirait pendant deux à trois années.

J'entrepris donc de guérir cet enfant, espérant obtenir la résolution de lymphe épanchée entre les lames de la cornée, comptant sur le système absorbant si actif à cet âge, et cherchant aussi à me rendre compte s'il n'y avait point eu une iritis assez intense pour avoir presqu'entièrement obturée la pupille, ce qui aurait alors exigé une opération de pupille artificielle, que l'on aurait pu pratiquer, soit par korédialysis, korétomie ou korectomie ; ou si la pupille était nette.

Cet enfant, vu pour la première fois le 20 octobre, fut confié à mes soins ; le 23, même état pour la largeur. La conjonctive ne s'enflamme nullement sous l'influence du traitement, l'enfant n'éprouve pas la moindre douleur, et continue sa manière de vivre habituelle, quoique soumis à un léger traitement interne, en même temps qu'à un externe. Le 25, il a bien distingué le jour, de cet œil ; le 29 novembre, il a vu, me dit-il, en entrant chez moi une marchande de navets qui tenait une botte de chaque main, l'amélioration alla dès-lors de mieux en mieux, et il put, trois semaines après, se servir de son œil avec le plus grand avantage.

26ᵉ OBSERVATION.

CATARACTE MURE.

M. Parny, maître serrurier, âgé de soixante-quinze ans, demeurant en Normandie, se présenta à mon cabinet, portant une cataracte dure complètement mûre dans l'œil droit, et une incomplète dans l'œil gauche ; le malade voulant se soumettre à l'opération pour cet œil, elle fut pratiquée par abaissement le 20 juin 1838 ; le malade nous distingua et vit immédiatement le jour, je lui recouvris la vue et le laissai au lit, la chambre étant un peu obscure ; il fut soumis à un léger traitement, se leva dans sa chambre le septième jour, le quinzième, il put supporter les lunettes et le soir distinguer parfaitement les objets, enfin cette amélioration suivit son cours graduellement, de manière qu'au vingt-cinquième jour de l'opération, il put se promener et vaquer à ses affaires ; j'ai appris que depuis il s'était remis à travailler de nouveau.

27e OBSERVATION.

RÉTINITE, CHOROÏDITE.

Un enfant, âgé de vingt mois, au sieur Humblot, sellier, demeurant rue Saint-Laurent, 10, à Paris, me fut présenté le 20 novembre 1838. Depuis six semaines, les yeux étaient entièrement fermés durant le jour, mais aussitôt la nuit approchant, la petite fille ouvrait avec beaucoup de peine l'œil droit, et cherchait alors à se conduire et à jouer avec quelques objets.

Traitée par un médecin des hôpitaux de Paris, nul amendement à son état d'aveuglement n'avait eu lieu. Je l'entrepris donc à mon tour, et par la grande quantité de phénomènes semblables que je suis à même journellement de constater, j'y appliquai le traitement que je mets presque constamment en usage dans ces circonstances, en les modifiant suivant les âges ; une réussite complète eut lieu, car la mère m'annonça à la cinquième fois qu'elle vînt, que son enfant avait ouvert les yeux la veille au soir, et que depuis ce temps, ils ne s'étaient plus refermés. Je l'ai revu, le 2 janvier 1839. A peine, étant exposé au soleil, s'il ressent une légère sensibilité, qui diminue même tous les jours. Il nous faudrait ici employer de bons rémèdes corroborants, fortifiants, pour encore aller plus promptement ; mais les circonstances forcent quelquefois des parents à ne point faire tout ce qu'ils désireraient ; quoiqu'il en soit, cet enfant est tout aussi bien que l'on peut vraiment le souhaiter, et les parents qui craignaient l'aveuglement complet se trouvent aujourd'hui dans une joie des plus grandes.

28ᵉ OBSERVATION.

AMAUROSES COMPLÈTES, OPHTHALMIES RHUMATISMALES COÏNCIDANT AVEC L'AGE CRITIQUE, GLAUCOMES.

Mademoiselle B..., de Rheims, âgée de quarante-huit ans, d'une constitution lymphatique, frêle, quoique non maladive, d'un tempérament éminemment nerveux, se plaignit, il y a six ans, d'une faiblesse considérable de la vue de l'œil gauche, laquelle ne fut qu'en augmentant, accompagnée de violentes douleurs de tête, ayant leur siége à la partie antérieure et postérieure du crâne ; la vue s'éteignit davantage, la pupille se dilata de plus en plus, la sensation de la lumière n'eut plus lieu, car une amaurose des plus complètes venait de s'emparer tout-à-fait de cet œil. L'œil droit fonctionnait seul, quand aussi trois ans après, il sembla à la malade voir des boules blanches, des points noirs, des filaments, des toiles d'araignées, des corpuscules voltigeants, des étincelles apparaître devant ses yeux, ce qui eut lieu pendant longtemps; cependant saisie de crainte, cette demoiselle manda son médecin ordinaire, qui conseilla une application de sangsues, mais malgré ce moyen employé, la maladie marcha, s'aggrava, et elle en arriva au point où la personne ne distingua plus les objets qui l'entouraient, ni aucune des personnes qui l'approchaient. Ce fut à cette époque, 16 janvier 1839, que cette demoiselle, dans la plus vive affliction, fut soumise à mon observation. Je considérai sa vue avec une atttention scrupuleuse, et prévins sa sœur que la circonstance me paraissait grave, que je n'espérais rien de l'œil gauche, et qu'un traitement actif seul pouvait nous laisser un léger espoir pour l'œil droit, en s'y soumettant immédiatement. Le 17 janvier, je commençai mon traitement. Le 18, rien de nouveau. Le 19, la malade s'aperçoit qu'il fait jour à travers beaucoup de brouillard et de couleur blanche.

Le 20, même état. Le 21, la malade m'attend avec la plus grande anxiété pour m'annoncer qu'à la suite des derniers moyens employés, son état habituel mensuel venait d'avoir lieu, ce qui ne s'était point fait ressentir depuis trois mois, et qu'elle me priait de lui dire promptement si cela devait l'inquiéter. Je la tranquillisai, en lui disant que j'avais cherché à provoquer ce retour, et que je me tenais satisfait que cela fût arrivé.

Le 22, elle n'ose se fier à ce qu'il lui semble voir, et croit s'illusionner en disant que plusieurs personnes se trouvent auprès de son lit, ce qui est cependant bien exact.

Le 23, en ouvrant les rideaux, cette demoiselle me distingue ainsi que les personnes près d'elle, et voit parfaitement la forme de sa main et de ses doigts, elle est dans le ravissement et moi-même dans l'étonnement de voir se prononcer une amélioration aussi grande et aussi promptement. La journée du 23 a été un peu pénible à cause du médicament employé, mais la nuit, sur le matin, a été assez bonne ; elle distingue ma bague et n'hésite pas à me nommer les nuances d'un foulard, dit que sa sœur porte une robe foncée rouge et la garde-malade un mouchoir sur le cou.

Le 25, plus de larmoiement, la sclérotique n'est plus injectée, la pupille, quoique toujours dilatée, est plus impressionnable ; la malade ne voit pas aussi clairement, le jour étant très-obscur et pluvieux, ce que je lui fais observer.

Le 26, le temps est très beau, soleil dès le matin ; la malade me dit qu'elle remarque bien ma figure, et que je dois avoir des cheveux bruns ou noirs, mais qu'elle n'était pas des plus

sûres de cette nuance-là, ce qui me fit lui dire que cela ne m'é-
tonnait point, vu la difficulté que cela pouvait lui présenter,
mais que nous devions nous estimer heureux d'être déjà aussi
avancés en si peu de temps, ce dont elle s'empressa de convenir.

Le 27, elle distingue un vase que je lui présente, tandis que
je croyais l'abuser en lui disant que c'était un verre. Les 28,
29, 30, la malade me voit écrire à cinq ou six pas d'elle, et reconnaît, à la porte de sa chambre, les personnes habituelles qui
y entrent. La pupille est moins large d'un tiers dans le droit,
et de l'œil gauche, il lui semble qu'il y a dedans moins d'em-
barras, dit-elle, et que tout lui paraît plus blanc, plus clair.

Le 3 février, elle a distingué les boutons de métal de mon
habit, les rideaux verts et blancs de la chambre étant fermés.

Le 14, l'œil est clair, la pupille moins large encore dans l'œil
droit ; le gauche, paralysé depuis sept ans, distingue maintenant aussi, sous l'influence du même traitement, le jour que je
fais entrer dans la chambre ; elle me dit hier avoir vu avec le
plus grand plaisir la figure et la tournure du jeune homme
qui est sur le point d'épouser sa nièce, et que cela a été un
plaisir bien doux pour elle.

Le 15, l'état est satisfaisant, et je sais positivement, d'a-
près l'état des yeux, que la malade me cache encore de l'amélioration qu'elle éprouve ; elle me dit cependant elle-même,
dans l'expansion de sa joie, qu'après Dieu, c'est moi seul
qu'elle adore sur la terre.

Le traitement fut continué, et tout marchait au gré de nos
désirs, quand la vue vint à s'obscurcir de nouveau en deux ou
trois jours, une teinte verdâtre apparut, et nous eûmes alors,
en plus des paralysies qui guérissaient, des glaucômes qui se
manifestèrent des deux côtés, maladie qui, en peu de jours,
rend l'œil entier dans son intérieur tout-à-fait comme rempli
d'une certaine quantité d'eau de mer. Cette complication d'un
mal incurable me força, malgré le plus grand regret, d'aban-
donner cette infortunée demoiselle.

Je pourrais joindre une attestation des plus honorables qui me fut remise par les proches parents de cette demoiselle, certifiant les faits et bons soins donnés tels que je viens de les énumérer ; mais le succès, malgré tous les moyens et le talent déployés, n'ayant point eu lieu, je juge tout-à-fait inutile d'en faire mention.

29e OBSERVATION.

HYDROPHTHALMIE.

En novembre 1837, M. Fabiani, négociant italien, me présenta son fils âgé de quinze ans, chez lequel, malgré les traitements les plus rationnels, l'œil gauche était devenu d'un volume double au moins que celui du côté droit ; il entr'ouvrait les paupières par sa distension, et souvent des ophthalmies s'y développaient, accompagnées de douleurs de tête et de l'œil ; celles-ci devenaient alors intolérables. Je ne vis qu'un moyen complet de réussite, dans cette circonstance : il consistait à enlever de la cornée à son centre la largeur d'un haricot.

Le jeune homme et son père y consentirent, ayant déjà obtenu une consultation semblable d'un médecin-oculiste de leur pays et d'un autre de Paris.

L'opération fut pratiquée trois jours après ; l'œil fut ouvert sans presqu'aucune douleur et sans plainte, n'ayant point mis une minute ; il en sortit une grande quantité d'humeur aqueuse et vitrée, le cristallin et sa capsule opaques, ceux-ci tendant déjà à la décomposition.

Le malade mis au lit y resta huit jours, il survint pendant ce temps une inflammation nécessaire ; le neuvième jour, il se leva et la guérison ne se fit point attendre, de telle sorte que j'eusse pu le deuxième mois lui poser un œil artificiel sur le moignon de l'œil, mais je préférai attendre le troisième révolu, alors il le supporta facilement, sans gêne et sans aucune douleur.

30e OBSERVATION.

CATARACTE DE NAISSANCE.

Un jeune enfant de trois ans me fut présenté, étant au Hâvre ; il portait deux cataractes complètes, et je ne vis d'autres moyens que l'opération à pratiquer dans cette circonstance.

Je la proposai donc aux parents, et elle eut lieu le 4 juillet 1838, chez **M.** Hardouin, rue de Paris, 72 : l'enfant fut étendu sur une table, la tête portant sur plusieurs oreillers ; j'avais eu soin au préalable de l'envelopper de larges bandes qui, le tenant semblable à une momie, l'empêchaient absolument de remuer ; cependant, le père resta près de lui, ainsi que le docteur Lecadre, qui voulut bien se charger de maintenir la tête.

Je commençai sur l'œil droit, au moyen de l'aiguille et par kératonyxis, l'enfant fut tranquille le premier moment, mais ennuyé d'être ensuite tenu dans cette position, plus encore que par la légère douleur, il se mit à pleurer, à chercher à se remuer en totalité, ce qui ne m'empêcha point malgré cela de continuer mon opération, qui ne dura pas une minute ; je passai immédiatement à l'autre qui fut opéré par abaissement, dès lors je le pansai, le débandai et le fis mettre au lit dans un appartement obscur, où sa première demande fut celle d'avoir de la nourriture.

De l'eau fraîche souvent sur les yeux, et des frictions de belladone furent prescrites, je vins le voir le lendemain ; e pendant la nuit, quoique l'on fût resté auprès de lui, il était parvenu à dégager les liens de ses mains, à pouvoir arracher compresses et bandeaux de ses yeux et se trouvait la face sous le traversin ; je les réappliquai immédiatement, car une ouverture aussi parfaite se trouvant au milieu de l'œil, permettait très bien le passage des rayons lumineux, et aurait pu compromettre la vue à jamais.

Si l'opération eût été pratiquée par le couteau, nul doute dans cette circonstance, que nous eûmes retrouvé les deux yeux entièrement vidés, par la sortie du corps vitré, ce qui pourrait au reste arriver par cette méthode, chez une personne âgée, qui viendrait à se remuer de droite ou de gauche, à éternuer, etc., ce que nous n'avons jamais à craindre par l'aiguille. Revenant à notre jeune sujet : je pus, le sixième jour, le laisser courir dans la chambre tenue dans l'obscurité, en le faisant surveiller ; le huitième jour, je laissai entrer un peu de jour, alors il courait souvent vers cet endroit et prenait plaisir à y rester ; je commençai, m'étant assuré qu'il n'existait point d'inflammation, à lui faire présenter sa poupée, et ce joujou l'amusait beaucoup ; il portait aussi souvent la main sur la figure de sa mère et sur lui-même, enfin, je pus lui apprendre à étudier avec plus de clarté d'autres objets, mais il dépassait souvent le but et alors il revenait de nouveau à les chercher, je parvins cependant en lui présentant des cerises, du sucre, à lui faire juger mieux ses distances, car il n'obtenait point ces objets quand ce n'était point à la première ou deuxième fois qu'il les atteignait; enfin, on le fit sortir ; on lui perfectionna l'éducation visuelle, et quatre mois après, 1838, il se trouvait dans un état des plus satisfaisants et aussi avancé que ceux de son âge.

Que l'on ne vienne donc plus m'objecter, après ce fait et d'autres que je puis encore citer, tant de ma clientèle que de celles de différents oculistes, que l'on doit attendre l'âge de raison et toujours pratiquer par le couteau, comme divers docteurs plus théoriciens que praticiens l'ont avancé dans certains ouvrages.

31ᵉ OBSERVATION.

CANCER DE L'ŒIL.

Monsieur Dowinski, ancien militaire, âgé de soixante-deux ans, se présenta à mon observation en 1836, portant une tumeur avec ulcération sur la paupière supérieure, gonflement considérable du globe oculaire, maladie que je reconnus de suite avec les autres symptômes, pour un cancer ulcéré de la paupière supérieure avec complication au globe de l'œil lui-même, qui avait dû s'étendre au moyen des deux muqueuses oculaire et palpébrale. Voici les renseignements que j'eus de cette personne ; un bouton se fit apercevoir, vers 1833, sur la paupière supérieure, elle ne s'en occupa guère pendant une année, mais celui-ci commençant à prendre du volume, elle prit alors une consultation, dans laquelle un médecin lui prescrivit des lotions avec l'eau de cerfeuil ; l'état du mal parut stationnaire, mais il n'en était pas ainsi, car de légers élancements qu'elle ressentait en dedans, semblables à des piqûres d'aiguilles, auraient dû lui faire présumer que l'action délétère avait lieu à l'intérieur.

En 1836, petite plaie qui commence sur la tumeur, ce monsieur s'en inquiète, il voit alors un prétendu oculiste de nom, mais point de fait, individu sans titre ni science, qui ne connaissait par aucune étude préliminaire à la médecine, ce que l'on entend même par le nom de maladie carcinomateuse. Il ordonne des emplâtres et de l'onguent qui lui réussit toujours très bien dans tous les cas possibles (admirable recette), mais qui dans cette circonstance se trouva en défaut ; quoiqu'il en fût, quand il vint me consulter, la seule ressource était celle de l'opération que je lui proposai.

Cinq jours après, elle eut lieu en présence et avec le concours aussi d'un élève en médecine, parent du malade, et de plusieurs de ses amis. L'opération dura sept minutes, le pansement étant fait, il fut remis dans son lit et on déploya un traitement antiphlogistique sévère. Nuls phénomènes fâcheux n'eurent lieu et trois semaines après, il put, l'ouverture étant couverte par un bandeau de soie, commencer à sortir un peu et reprendre ensuite ses occupations, non pénibles, de voyageur pour son agrément, se rendant, me dit-il, en Suisse ou en Italie,

32ᵉ OBSERVATION.

CATARACTE MURE.

Le sieur Petit-Richard, de Reims, y demeurant, rue Neuve, n° 140, vint se présenter chez moi pour une cataracte qu'il portait dans l'œil gauche; l'œil droit ayant été opéré depuis deux années, avec une chance malheureuse, par un médecin de sa ville, la vue y étant tout-à-fait nulle. Je lui dis qu'il n'y avait d'autres ressources que l'opération, ce à quoi il se soumit, me faisant observer, ayant un caractère assez gai, que s'il n'y avait point de réussite, il ne pourrait pas en donner un troisième; heureusement pour lui, il n'en fut pas ainsi.

L'opération fut pratiquée par abaissement au moyen de l'aiguille; les plus légers symptômes d'inflammation ne se firent point remarquer, et il put entièrement cesser au bout de quinze jours d'avoir besoin de mes soins, j'ai reçu de ses nouvelles depuis l'opération, qui date du 15 février 1839. Un succès complet et constant continue d'avoir lieu, circonstance que je dois noter ici, car nous étions au milieu de l'hiver, ce qui ne m'empêcha point de pratiquer cette opération, m'appuyant non seulement sur ma propre expérience, qui m'a démontré que l'on doit opérer toute l'année, quand le malade peut entretenir dans son appartement une température égale à celle du printemps, mais j'avais aussi celle du docteur Velpeau, professeur à la Faculté, qui est d'avis que l'on peut opérer en toute saison, comme il le cite dans sa Médecine opératoire, page 221.

33ᵉ OBSERVATION.

CHOROÏDITE.

Madame Blanchard, rue de l'Empereur, à Orléans, se rendit chez moi pour me consulter et me présenter son enfant, âgé de trois ans, qui depuis longtemps se tenait continuel-

lement dans un coin de la chambre, les yeux souvent lar-
moyants et ne pouvant supporter le plus léger contact de la
lumière; divers traitements avaient été tentés sans succès.
Je prescrivis à la mère de me l'amener chaque jour ; le quatrième, il put rester dans mon cabinet à regarder sans se
cacher les yeux ; le sixième, il descendit l'escalier, et au
dixième, il put marcher dans la rue et prendre les différents
objets que l'on plaçait devant lui.

Je pourrais citer encore un grand nombre de faits semblables, il suffit de ces quelques-uns.

34e OBSERVATION.

CATARACTES MURES.

Madame Jay, propriétaire à Orléans, âgée de cinquante-six
ans, rue Bannier, 22, atteinte de deux cataractes capsulo-
lenticulaires, vint me consulter d'après l'avis de son médecin.
Cette personne excessivement grasse et pléthorique, fut soumise par cette nécessité à un traitement préparatoire de trois
à quatre jours, ce à quoi je suis rarement obligé d'avoir re-
cours ; elle fut opérée des deux yeux en mars 1839, l'œil
droit par kératonixis, l'œil gauche par abaissement ; une inflammation se manifesta dans les conjonctives, une saignée et
quelques sangsues parvinrent à l'apaiser, et dès-lors le succès
couronna notre opération ; elle me distinguait parfaitement
pendant les divers pansements ; et les yeux aussi clairs et
aussi bons que vingt ans auparavant, lui permirent du dix-
neuvième au vingtième jour, de se rendre à sa campagne, à
Fleury, la vue seulement recouverte d'un abat-jour et de lunettes colorées; je reçus, à cette occasion, la lettre suivante
du médecin de l'opérée qui lui avait donné les soins médicaux
consécutifs à l'opération ; mais de laquelle je n'extrais en ce
moment que les passages principaux relatifs à cette dame, le

reste ne contenant que des remercîments aimables pour envoi d'instruments pour les yeux, etc.

Orléans, le 24 mai 1839.

« Mon cher Confrère,

« J'attendais pour vous écrire que l'état de notre opérée fût complètement jugé.

« Je puis vous annoncer qu'elle est repartie ce matin, pour son habitation de campagne, aussi bien que possible.

« L'œil gauche est très-bien, le droit est un peu moins avancé et ne tardera pas, je crois, à avoir sous peu tout-à-fait atteint l'autre déjà si beau.

« Je ne comprenais pas plus que vous ne l'avez fait, la nécessité d'une pupille artificielle chez ce jeune homme qui a été vous consulter de ma part.

« Je ne sais quelle était la raison sur laquelle se fondait cet oculiste vu avant vous, en me faisant connaître son opinion; je n'avais pas assez examiné le malade; il suivra votre traitement en septembre et je vous reverrai alors, etc. »

Madame Jay était venue à Paris, et y consulta, comme il arrive presque toujours, plusieurs médecins-oculistes ; le docteur Drouot la vit aussi ; mais cet honorable confrère, apprenant que j'étais à Orléans pour y pratiquer diverses opérations, lui conseilla d'y retourner de suite, et de me choisir parmi d'autres vus auparavant, pour se faire opérer. Ce fut son mari et elle qui me donnèrent ces détails à leur arrivée. Il est probable que, dans cette circonstance, le docteur Drouot avait jugé, comme je l'aurai fait moi-même, que l'opération seule, à ce degré avancé, pouvait avoir chance de succès, ce qui était vrai, car le résultat en fut très-heureux, ayant su que quelques mois après elle prenait des fleurs dans des vases ou au jardin, et les nommait des deux yeux sans se tromper.

35e OBSERVATION.

CATARACTE MURE.

Me rendant en tournée départementale au Mont-Saint-Michel, pour y opérer plusieurs détenus cataractés, je m'arrêtai à Saint-Lô, préfecture du département de la Manche, ville où M. le docteur Letouzé me présenta une de ses clientes, mademoiselle Lechevallier Duperré, rentière, rue du

Neufbourg. Je la considérai avec la plus grande et la plus minutieuse attention, et après cet examen, je prévins son médecin qu'il n'y avait de succès probable que pour un œil, encore en l'opérant de suite ; l'autre œil me paraissant dans des conditions où l'opération serait plus nuisible qu'utile en ce moment.

Cette demoiselle consentit à l'opération que je pratiquai le lendemain, son médecin étant présent ; aussitôt terminée, la vue fut recouverte d'un bandeau ; je reçus, peu de temps après, une lettre de mon honorable confrère, qui me prévenait du succès, comme je l'avais espéré, et j'eus le plaisir, en revenant de mon voyage, de revoir cette demoiselle, marchant seule dans sa maison et vaquant aux soins de son ménage, quoiqu'il n'y eût encore que peu de temps de son opération.

Pendant quelques jours que je restai en cette ville, MM. les maires et curés avaient fait connaître que je me trouvais en tournée, j'eus l'occasion de pratiquer un grand nombre d'opérations de cataractes, entr'autres, sur l'épouse de M. Martin, docteur-médecin, à Cherbourg, logée chez M. Rossignol, son beau-frère, avocat en cette ville, et un certain nombre d'individus des hôpitaux et bureaux de bienfaisance ; plusieurs confrères vinrent assister à toutes ces opérations, et ils me remirent la pièce suivante que je me permets de faire connaître, quoique très-flatteuse pour moi, ce qui selon le jugement de certaines personnes pourra peut-être, en apparence, ne pas avoir toute la modestie voulue ; que répondrais-je à cela, si ce n'est que dans ce siècle, où l'on sollicite pour soi ou pour ses proches, des emplois, des faveurs, des honneurs divers, moi, je ne brigue que la confiance publique que je m'efforcerai de continuer à obtenir, y attachant, il est vrai, le plus grand prix.

« Nous soussignés, docteurs-en médecine de la Faculté de Paris, attachés à l'hôpital civil et militaire de Saint-Lô, déclarons que le docteur Montée a pratiqué, en notre présence, avec un talent remarquable, un grand nombre d'opérations de cataractes. Plusieurs d'entre elles présentaient des complications graves que cet habile opérateur a su vaincre avec une dextérité bien rare. Nous nous plaisons aussi à lui témoigner notre vive reconnaissance pour les soins qu'il a prodigués à nos indigents cataractés avec la même sollicitude qu'aux personnes fortunées.

« Fait à Saint-Lô, le 20 juin 1841.

« FRESTEL, LETERREUX, docteurs-médecins. »

36e OBSERVATION.

CATARACTES NON A MATURITÉ.

En mars 1838, M. le docteur Mauduit, exerçant à Nantes, où il se trouve y avoir une brillante clientèle, vint me présenter une de ses clientes, se plaignant de voir sa vue faiblir depuis deux ou trois années : il lui semble que de la poussière, de la fumée, des nuages, se trouvent entre ses yeux et tous les objets qu'elle regarde ; les premiers temps, ces phénomènes étaient peu sensibles, aussi elle ne s'en inquiéta que médiocrement ; mais aujourd'hui que, par suite de ses tentatives réitérées tous les deux ou trois mois, elle s'aperçoit qu'il est bien démontré pour elle, que les nuages deviennent plus denses, plus épais, et qu'il faut que le soir vienne pour un peu mieux y voir (ce qui s'explique fort bien par l'influence de la lumière sur la pupille, laquelle se dilate ou se rétracte plus ou moins dans l'obscurité, et permet alors à la personne de voir sur les côtés de la cataracte, celle-ci étant toujours plus épaisse à son centre), ce qui est bien loin d'avoir lieu ainsi au soleil, qu'elle est même obligée de fuir ; elle se décide à se soumettre à mes soins et traitements, afin d'éviter l'opération, s'il peut en être encore temps, ne pouvant plus déjà qu'avec peine lire, écrire, distinguer les objets un peu fins, sans ressentir une grande fatigue alors vers le front, les sourcils et la partie postérieure de la tête.

Nous commençâmes donc le traitement qui fut suivi avec exactitude et ponctualité, je ne vais point ici me répéter, ce qui finirait par devenir fastidieux pour les lecteurs, seulement je ferai connaître qu'en 1840 cette dame crut devoir m'envoyer la pièce suivante :

« J'atteste que j'avais le malheur de porter deux cataractes
« assez avancées, constatées par mon médecin, le docteur
« Mauduit, qui m'avait dit qu'elles n'étaient point encore à
« maturité ; je me confiai au traitement du docteur Montée,
« médecin-oculiste de Paris, et c'est à sa belle méthode dis-
« solvante que je dois aujourd'hui la vue, ayant fait fondre
« sans opération ces deux cataractes, et ma guérison étant
« certaine, datant de deux années, de 1838.

« Délivré le présent pour rendre hommage au beau talent
« de ce médecin praticien.

« Vᵉ Delaforest, rentière, rue Lafayette, 2. »
Nantes, 23 mars 1840.

« Je crois devoir certifier que les soins donnés à ma cliente
« par le docteur Montée, médecin-oculiste, ont eu pour ré-
« sultat de dissoudre ses cataractes non mûres encore pour
« l'opération.

« Mauduit, docteur-médecin, à Nantes. »

« Certifié véritable pour légalisation de la signature de
« madame Delaforest, et du docteur Mauduit.

« Bertault, commissaire de police à Nantes. »
Nantes, 24 mars 1840.

Je pourrais citer aussi beaucoup de personnes opérées par
moi, dans ce même pays, mais je pense devoir me borner à
la pièce suivante :

« Je saisis avec empressement l'occasion de rendre mon
« tribut d'hommages à l'habileté du docteur Montée, je l'ai
« vu opérer plusieurs fois, et je crois qu'il est difficile et même
« impossible d'être plus adroit que lui.

« Hétru,
Pharmacien, membre de plusieurs Sociétés savantes. »
Nantes, 28 mars 1840.

37ᵉ OBSERVATION.

CATARACTES MURES.

En 1839, M. Lebourgeois, ancien cultivateur, âgé de 84 ans, se présenta chez moi, y étant amené pour la perte de la vue dont il se plaignait, et qui, diminuant de mois en mois, l'avait conduit au point de ne plus pouvoir se diriger seul.

Je lui dis qu'il portait deux cataractes, mais sans aucune complication, et que malgré son grand âge, j'espérais lui rendre la vue par l'opération, il me répondit qu'il y consentirait volontiers parce qu'il pensait bien que la peau qui était venue sur son œil étant enlevée avec des petites pinces, il n'y aurait plus d'obstacles pour empêcher le jour de venir.

Il n'était pas nécessaire de le laisser dans l'erreur où il se trouvait, et qui, au reste, est encore partagée par un grand nombre de personnes, qu'une peau venant se placer devant l'œil sur la cornée transparente, forme alors une cataracte ; je lui donnai donc la démonstration suivante qu'il comprit très bien :

Il existe dans l'intérieur de l'œil une petite partie que vous pouvez comparer à une lentille, ou à un haricot, et commune à tout le monde, mais cette partie, ce petit objet ou ce petit corps, comme on voudra l'appeler, est transparent tant qu'il n'est point malade, et alors il se laisse traverser par la lumière, laquelle vient frapper sur un lieu que l'on appelle la rétine. En supposant que cette lentille devienne par une cause quelconque semblable à du blanc d'œuf qui aurait été sur le feu et se serait durci, sa couleur sera blanche, ou approchant, elle ne sera plus transparente, la lumière viendra jusqu'à ce point, mais ne pourra plus traverser : dès-lors cécité, aveuglement plus ou moins complet. Dans cette circonstance, il y aura encore de la ressource, lorsque pénétrant dans l'œil avec une grande habileté acquise par des opérations souvent réitérées, et saisissant ce noyau, on le plongera dans un endroit où il fondra, et où il ne gênera plus pour que la lumière parvienne de nouveau dans le fond de l'œil.

Pour l'opération, on parvient à la pratiquer par deux moyens, dits par abaissement ou par extraction.

Par la première méthode, il n'y a qu'une piqûre à faire au globe de l'œil, dans un endroit particulier, non douloureux, bien petit, et bien connu cependant d'un habile opérateur. Il doit alors, en pénétrant dans l'œil, saisir la cataracte, et la détachant de ses attaches, la refouler dans une partie nommée corps vitré, et cela avec l'aiguille, ce qui ne dure certes pas une minute ; par la deuxième, il faut ouvrir l'œil avec un couteau, ensuite arracher la cataracte, la faire passer par cette grande ouverture, et venir la faire tomber sur la paupière. Pour moi, comme je l'ai déjà dit, je préfère la première méthode, et conseille de se soumettre à celle-là, plus avantageuse, plus prompte, et présentant bien peu de gravité consécutive.

M. Lebourgeois fut opéré, une marche des plus heureuses s'en suivit, car je le revis encore une année après, se trouvant en ce moment précisément avec un enfant de neuf ans, le fils de M. Holard, de Caen, que j'avais opéré deux ans auparavant, lequel jouissait aussi de sa vue, quoiqu'il fût venu au monde aveugle par deux cataractes. Il se trouve aujourd'hui organiste à Saint-Jean, à Caen.

Je reçus du maire de la commune, l'attestation suivante, qui ne peut être qu'utile à consigner ici.

« Nous, maire de la commune de Saint-Agnan-de-Cramenil, arrondissement de Caen, certifions qu'il est à notre connaissance et à celle des habitants de notre commune, que le sieur Le Bourgeois, ancien cultivateur, âgé de 84 ans, a été opéré en 1839 de la cataracte par le docteur Montée, et que malgré cet âge avancé, il peut lire son livre à la messe, jouer aux cartes, et enfin se servir de ses yeux comme s'il n'eût jamais été aveugle.

« Délivré le présent comme conforme à la justice et à la vérité. »

Saint-Agnan, 1ᵉʳ mai 1840.

« CATEL, adjoint.

« Pour légalisation,   Le préfet du Calvados, TARGET. »

38ᵉ OBSERVATION.

FISTULE LACRYMALE.

M. V***, curé d'une paroisse d'un département limitrophe de la Seine, se présente chez moi, portant une tumeur sur le sac lacrymal, et dont plusieurs fois il s'était cru bien guéri, car elle venait à se remplir de pus, il se formait une petite ouverture, elle se vidait, mais au bout de quelque temps, il s'apercevait qu'il s'était encore bercé d'un fol espoir. Il venait donc en définitive pour avoir mon avis.

Il me fut très facile de diagnostiquer une tumeur lacrymale, et une fistule qui en était la conséquence. J'appuyai dans la circonstance où il se trouvait pour pratiquer l'opération plutôt que le traitement par les injections et les sondes, cette maladie datant déjà d'un temps assez long.

Je ne l'opérai point par le moyen du clou, car il tenait à ce qu'il ne parût rien à l'extérieur, et par ce procédé on ne peut empêcher la tête d'être vue, je pris donc le parti de me servir du procédé Dupuytren, au moyen d'une petite canule en or ou platine, que l'on porte par une ouverture que l'on pratique au sac, et que l'on vient placer à demeure dans le canal nasal, où elle reste sans gêner en aucune manière, les larmes reprennent alors leur cours, et la guérison arrive promptement.

M. V.... se soumit à mon conseil, et cinq jours après il retournait chez lui, sans tumeur, sans suppuration, et sans que l'on pût savoir qu'il avait subi une opération.

39e OBSERVATION.

TUMEUR PALPÉBRALE.

M. Paitard, receveur des contributions à Pacy, près Évreux, département de l'Eure, me fut adressé par M. Forbras, curé à Saint-Vivien de Rouen, qui connaissait le succès que j'avais obtenu peu de temps auparavant sur une de ses paroissiennes, chez laquelle des cataractes commençaient à se former sur chaque œil et que j'eus l'avantage de guérir sans opérer. Ce monsieur portait sur la paupière supérieure une tumeur qu'il eût bien désiré que l'on pût faire dissoudre aussi sans opération. Après avoir bien interrogé et reconnu attentivement ce qui pouvait survenir en employant soit des astringents énergiques, soit des caustiques, sur cette difformité qui présentait des démangeaisons, des élancements même, quelquefois dans son centre, comme si c'était de petites piqûres d'aiguilles, je proposai le moyen le plus prompt, c'est-à-dire l'opération.

M. Paitard se rendit à mes raisons qui le convainquirent, et le lendemain, aidé d'un de mes confrères, M. le docteur Saintard, je fus le trouver à son hôtel, rue de Grenelle-Saint-Honoré, à Paris ; nous pratiquâmes l'extirpation qui opposa beaucoup de difficultés, et fut même assez longue pour que je craignisse que le patient ne finît par perdre un peu du courage qu'il avait montré en commençant, mais il n'en fut pas ainsi et nous la terminâmes même sans syncope.

Il faut, dans cette circonstance où l'on opère ce genre de tumeur sur la paupière, une très grande habitude des opérations de chirurgie, ayant affaire à un voile si peu épais que l'on peut à chaque instant le traverser ou même en enlever une certaine partie qui laisserait une ouverture ou une difformité.

J'ai revu M. le receveur en 1843, il ne me laissait aucune

inquiétude de récidive pour son affection, et l'on remarque à peine, par une petite cicatrice, le lieu où était située cette grosseur.

40e OBSERVATION.

CATARACTES MURES.

Dans le mois de mars 1843, M. le docteur Gillet, de Villeneuve-le-Roi (Yonne), me présenta une de ses parentes, madame Ozanne, âgée de quatre-vingts ans, qui portait deux cataractes lenticulaires dures à maturité. Les ayant bien examinées, je jugeai ne pouvoir les dissoudre par ma méthode de traitement, car elles étaient parfaitement mûres, et pour moi, ayant essayé, il y a des années, à les faire fondre sans opérer, lorsqu'elles sont arrivées à ce degré, je n'ai jamais pu y parvenir, je proposai donc l'opération.

Cette dame m'objecta son grand âge, je lui fis part alors des réussites obtenues sur des personnes à peu près du sien et même sur plusieurs plus âgées, et je lui lus aussi une lettre dont je n'ai point parlé dans le cours de ce recueil, et laquelle m'avait été adressée par un confrère, le docteur Bernier, de Romorantin (Loir-et-Cher), lequel me faisait part d'un succès remarquable, obtenu sur M. Laurenceau de cette ville, et qui se trouvait plus qu'octogénaire.

Madame Ozanne ne reculant plus devant des faits aussi positifs, se décida, et nous pratiquâmes le lendemain l'opération sur les yeux, la malade fut soumise à la privation du grand jour, à un très léger régime, et je reçus la lettre suivante que je fais mettre aussi dans ce *Traité d'Observations.*

« Monsieur et cher confrère,

« Je viens vous annoncer avec la plus vive satisfaction que l'opération de cataracte double, que vous avez pratiquée dernièrement sur notre bien vieille parente, a été couronnée du plus heureux et du plusbeau succès. Elle n'a été suivie d'aucun petit accident; jugez de notre bonheur, du sien surtout de revoir toutes ses connaissances ; aussi avec quel plaisir elle me charge de vous témoigner toute sa vive reconnaissance, vous embrassant de cœur ainsi que moi-même, que vous voudrez bien croire,

« Votre très dévoué et affectionné confrère,

« Dr GILLET. »

Villeneuve-le-Roi, 2 avril 1843.

Je vais faire suivre les observations d'affections des yeux, de quelques-unes seulement concernant les maladies de l'oreille, car en général toutes se ressemblent aussi, et la relation d'un grand nombre deviendrait monotone.

PREMIÈRE OBSERVATION.

M. Denée, curé de Mitois, près Lisieux, département du Calvados, se rendit chez moi, atteint depuis longtemps d'une surdité assez prononcée, accompagnée de bourdonnements dans chaque oreille, de tintements, etc., ce qui lui était très-désagréable et commençait à l'inquiéter ; car il lui semblait surtout que la dureté de l'ouïe, chaque année, venait à redoubler et que la difficulté d'entendre les sons allait en augmentant.

Ce monsieur, qui en outre souffrait de palpitations de cœur et d'une ancienne gastrite, se soumit à mon traitement pendant deux mois, et je reçus de lui une lettre que je me fais un plaisir de conserver, par laquelle il me témoignait ses remercîments, me disant que sa santé générale était bien raffermie par mes bons soins, et qu'ainsi mon traitement avait été très-heureux pour lui, puisque tout son être était en bien meilleur état, que j'avais atteint le but que je me proposais pour sa surdité surtout ; car il avait l'avantage et le bonheur de m'apprendre qu'elle venait de disparaître.

2e OBSERVATION.

Mademoiselle V..., de Ratisbonne, me fut amenée par M. son père, accompagné de son médecin, qui me donna sur

cette jeune personne âgée de treize ans, tous les renseignements les plus exacts dès sa naissance, époque depuis laquelle il lui donnait des soins; le tempérament lymphatique prédominait chez elle, ainsi cheveux blonds, yeux
bleus, peau blanche, fine, à peine colorée, les lèvres et les
ailes du nez gonflées, engorgement des ganglions lymphatiques du cou et des aisselles, formation de petits
abcès, alternatives de guérisons et de récidives, suppuration par les ouvertures, inflammation chronique aussi des
muqueuses, écoulement deux ou trois fois le mois, par chaque oreille, d'une matière plus ou moins fétide, sanieuse,
jaunâtre ou verdâtre, diminution remarquable de l'ouïe par les
temps humides, brouillards, et plus de clarté au contraire
par le temps sec et beau, etc. L'on ne pouvait méconnaître
ici une otorrhée chronique scrofuleuse ; je prévins les personnes qui me l'amenèrent qu'un traitement de plusieurs
mois nous réussirait, car dans des circonstances semblables
j'avais obtenu très-souvent les plus beaux succès ; on me con-
fia cette demoiselle, et en moins de trois mois, l'audition
était revenue dans son état naturel et tout écoulement avait
disparu de l'un et de l'autre côté. J'ai revu cette jeune
personne six mois après, et le mieux était continu.

3ᵉ OBSERVATION.

Me trouvant dans une réunion avec une connaissance in-
time du célèbre Paganini, il fut question dans la conversation d'affections de l'oreille. Cette personne apprenant alors
que je m'en occupais spécialement, me dit que le lendemain
elle me ferait trouver avec un parent de cet artiste nommé
ci-dessus ; car ce monsieur se plaignait d'un petit pois qui lui
venait dans l'oreille intérieurement, ce qui commençait à
l'inquiéter, celui-ci augmentant un peu chaque mois. Je vis ce
monsieur le surlendemain et découvris, comme il le disait
bien, une petite tumeur que je reconnus de suite pour être

un polype encore peu volumineux et pédiculé, ce dont je lui fis part, lui proposant de l'arracher ou de le couper avec des ciseaux recourbés ; il ne voulut point employer ces moyens , me disant avoir trop de crainte pour la membrane du tympan, et de chercher auparavant quelqu'autre moyen, ce à quoi je me résolus , quoique celui proposé eût été l'affaire d'un instant. Je pris un fil de soie et après plusieurs tentatives, ayant fait au préalable un nœud coulant, je parvins à le faire passer autour du pédoncule du polype et je serrai légèrement, le lendemain j'augmentai la constriction, il en fut ainsi pendant six à sept fois ; et si le souvenir m'est bien présent, il **se** détacha le huitième jour, où il me le présenta dans une petite boite ; je revis ce monsieur quinze jours après se trouvant très-bien.

4e OBSERVATION.

M. de Romieu, ex-capitaine d'artillerie au service de Belgique, se présenta pour me consulter, se plaignant depuis plusieurs années d'avoir ressenti un craquement dans les deux oreilles, et qu'à la suite une dureté de l'ouïe avait été augmentant, que quand il remuait les mâchoires, il lui semblait entendre toujours déchirer des morceaux de parchemin. Je fis tirer de la fumée de tabac dans l'intérieur de la bouche, fermer les ouvertures du nez, et aussi fortement la bouche, et la fumée introduite vint sortir en partie par les conduits auditifs ; je jugeai la rupture de la membrane du tympan, ce que me confirma encore davantage l'introduction du spéculum auri, moyen non douloureux, et qui doit être employé dans ces cas par un médecin.

Je prévins cette personne de ne rien tenter et de vivre avec son ennemi, comme on le dit vulgairement, la circonstance où elle se trouvait étant au-dessus des ressources de l'art.

Je pourrais encore citer un grand nombre d'honorables attestations, mais je me bornerai seulement à plusieurs, et je parlerai encore de quelques cataractes opérées avec grand succès : ainsi, M. Dejean, marchand de comestibles à Orléans, place du Martroi, 1, opéré à soixante-dix-sept ans ; l'épouse de M. Gouin, ancien boulanger à Orléans ; l'épouse de **M**. Adam, propriétaire, faubourg Saint-Vincent, à Orléans ; madame veuve Valin, rentière, rue de la Charpenterie, 13, à Orléans, cliente de M. le docteur Jallon d'Orléans, qui vint assister à l'opération, sur laquelle nous eûmes un succès bien nécessaire, car un œil était perdu par suite de l'opération tentée par un médecin de la ville ; l'épouse de **M**. Barbel, cultivateur à Martinville ; madame Lehuby-Legruel, à Agon, près Coutances ; madame Inard, demeurant à Coutances ; la mère de M. Behaegle, de Dunkerque ; la mère de M. Barré, curé de Boos, près Rouen, opérée à soixante-et-onze ans ; la mère de M. Leroy, menuisier-sculpteur, rue Eau-de-Robec, 144, à Rouen ; madame veuve de Mortemart-De-Boiste, au Hâvre ; madame Deroy, de Méru (Oise) ; **M**. Bollé-Pivet, charcutier à Romorantin ; M. Guenot, rentier, à Metz, quai St-Pierre, 17 ; la mère de **M**. Lecoq, rentier, rue de Geole, 38, à Caen, et habitant aussi sa campagne de Saint-Léger, guérie à quatre-vingt-un ans : cette opération, que je pratiquai, le fut d'après l'assentiment de **M**. le docteur Lechevalier, professeur d'anatomie à l'Ecole de médecine de Caen, et qui, je crois, est son proche parent ; **M**. Guillaume, tireur de vin, petite rue Saint-Jean, 42, à Caen : M. Lefrançois-Fessel, cultivateur à Fatouville, près Honfleur, opéré en présence de son médecin, M. le docteur Bailleul, qui voulut bien donner les soins consécutifs à l'opération d'un ptérygion que j'enlevai, qui déjà allait recouvrir la pupille, et ce monsieur maintenant est très heureux d'en être débarrassé depuis sept ans ; **M**. Mathieu, soixante-cinq ans, de Pithiviers ; **M**. Féret, de Pommerval, près Neufchâtel (Seine-Inférieure), fut guéri aussi d'une amblyopie amaurotique, qui depuis six mois le privait de se livrer à aucun travail, et à peine voyait-il à se conduire seul ; M. Viala, concierge de la mairie de Montargis ; madame veuve Lecreps de Bruny, rentière, à Bayeux ; une parente de **M**. Arnolt, rédacteur de la *Gazette de Flandre et d'Artois*, à Lille ; M. J. Wasse, menuisier, rue Saint-Jean, 99, à Beauvais ; et un grand nombre d'autres personnes, ce qui serait trop long à citer, de diverses villes tant en France qu'à l'étranger, radicalement guéries de leurs diverses maladies spéciales, aiguës ou chroniques, mais il faudrait plusieurs volumes, et toutes les observations se ressembleraient à de légères nuances près ; je m'arrête donc à celles que j'ai citées, qui donnent un aperçu assez complet, selon moi, pour que l'on puisse juger et apprécier. Il m'est très-facile de faire comprendre que j'ai été à même de voir, de pratiquer et d'opérer, plus que n'importe quel médecin praticien qui resterait toujours stationnaire dans une clientèle, soit en province et même à Paris ; car deux mille personnes ont été opérées par moi, tant indigents que personnes aisées, soit dans les provinces ou à Paris, pendant vingt années durant déjà d'exercice.

« J'atteste que, depuis dix années, nous gémissions de voir notre fille, âgée de dix-neuf ans, privée de la vue ; que nous la présentâmes au docteur Montée, médecin-oculiste de Paris, qui s'empressa de l'opérer de ses cataractes, au moyen de l'aiguille ; qu'au vingtième jour elle pouvait déjà se promener seule et y voir à distinguer tous les petits objets, ce qui nous combla de joie. Nous affirmons cette cure avec grand plaisir et reconnaissance, ainsi que M. Lefaure, peintre à Ingouville, 134, Grande-Rue, près le Hâvre, chez qui elle fut opérée, en 1840.

« Signé : Louis PICHARD. »

A la Cerlangue, près Saint-Romain-de-Colbosc.

« Je crois devoir, par reconnaissance, certifier que j'étais atteinte de la cataracte, et que m'étant fait opérer en juin 1844, à Orléans, par M. le docteur Montée, habile médecin-oculiste de la capitale, je jouis d'une vue parfaite, malgré mon âge de soixante-huit ans.

« Mlle PRIEUR, rue Bannier, 78. »

« Nous soussigné, maire de la ville d'Orbec, arrondissement de Lisieux, attestons que la dame Poucet, d'Orbec, a été opérée de cataractes qui la rendaient aveugle, et cela avec le plus grand succès, par le docteur Montée, habile médecin-oculiste de la capitale.

« A la mairie d'Orbec, le 8 décembre 1841.

« Docteur LACROIX, maire. »

« Je certifie comme supérieure de l'hospice de Cherbourg, qu'un fait très-beau, et qui peut être très-utile aux personnes aveugles, a eu lieu en 1842, sur la demoiselle Tirel, de Neuville, âgée de trente-deux ans, et qui était aveugle de naissance ; elle fut opérée de la cataracte par le docteur Montée, médecin-oculiste de la Faculté de Paris, et maintenant elle marche seule, fait les ouvrages d'un ménage, et se trouve à l'hospice de Saint-Sauveur-le-Vicomte, comme concierge et infirmière.

« Cherbourg, le 17 décembre 1845.

« LANGOULAND, supérieure, »

Messieurs les préfets, les évêques et curés s'empressaient dans un but d'humanité, avec les grandes recommandations que j'emportais de la capitale, en me rendant en tournée départementale, de faire connaître alors par des avis spéciaux, que j'étais au chef-lieu de la préfecture. Il me serait possible d'adjoindre ici un grand nombre d'actes émanés de diverses préfectures et évêchés; je vais donc, pour prouver la véracité de ce que j'avance, en livrer seulement quelques-uns à la publicité, et démontrer ainsi la bonne volonté des diverses administrations, quand il s'agit du bien public.

N° 24, 9e Série, volume 35.

Le préfet du département du Nord, chevalier de l'Ordre royal de la Légion-d'Honneur,

A MM. les sous-préfets et maires du département :

M. le docteur Montée, médecin-oculiste, à Paris, étant en tournée, doit venir passer le mois d'avril à Lille : il sera nécessaire de faire connaître de suite qu'il recevra, tous les jours, et donnera gratuitement ses soins aux indigents de vos diverses communes, qui se présenteront à lui munis d'un certificat portant le cachet de la mairie où ils sont domiciliés, précaution très-utile afin de ne pas l'abuser. L'on pourra prendre connaissance de l'adresse du docteur à la mairie de Lille, où elle sera déposée.

Le préfet du Nord, SAINT-AIGNAN.

Lille, 14 juillet 1840.

Le préfet du département de la Sarthe, officier de la Légion-d'Honneur, à MM. les maires :

M. le docteur Montée, médecin-oculiste, à Paris, se trouve en tournée au Mans, où il séjournera jusqu'au 1er avril.

MM. les maires sont priés de donner la plus grande publicité à son arrivée, prévenant qu'il recevra tous les jours, et que les indigents peuvent se présenter à l'hôtel de France, munis de la signature et du cachet de leur mairie.

Le préfet de la Sarthe, EUG. MANCEL.

Le Mans, 1er mars 1841.

Évêché du Mans, 1er mars 1841.

Monseigneur étant absent, je recommande au zèle de MM. les curés de faire connaître à leurs paroissiens, le plus promptement possible, que M. le docteur Montée, médecin-oculiste, à Paris, est en tournée départementale, et recevra tous les jours ceux qui se présenteront, et qu'en outre leurs indigents seront reçus, à dix heures, avec une attestations des autorités.

BOURMAULT, vicaire-général.

P. S. L'Ouvrage sera remis, à Paris, rue Neuve-Saint-Roch, 29, par le docteur MONTÉE, aux personnes qui en feront la demande, soit par elles, ou par lettres affranchies.

Imprimerie APPERT fils et VAVASSEUR, passage du Caire, 54, à Paris.